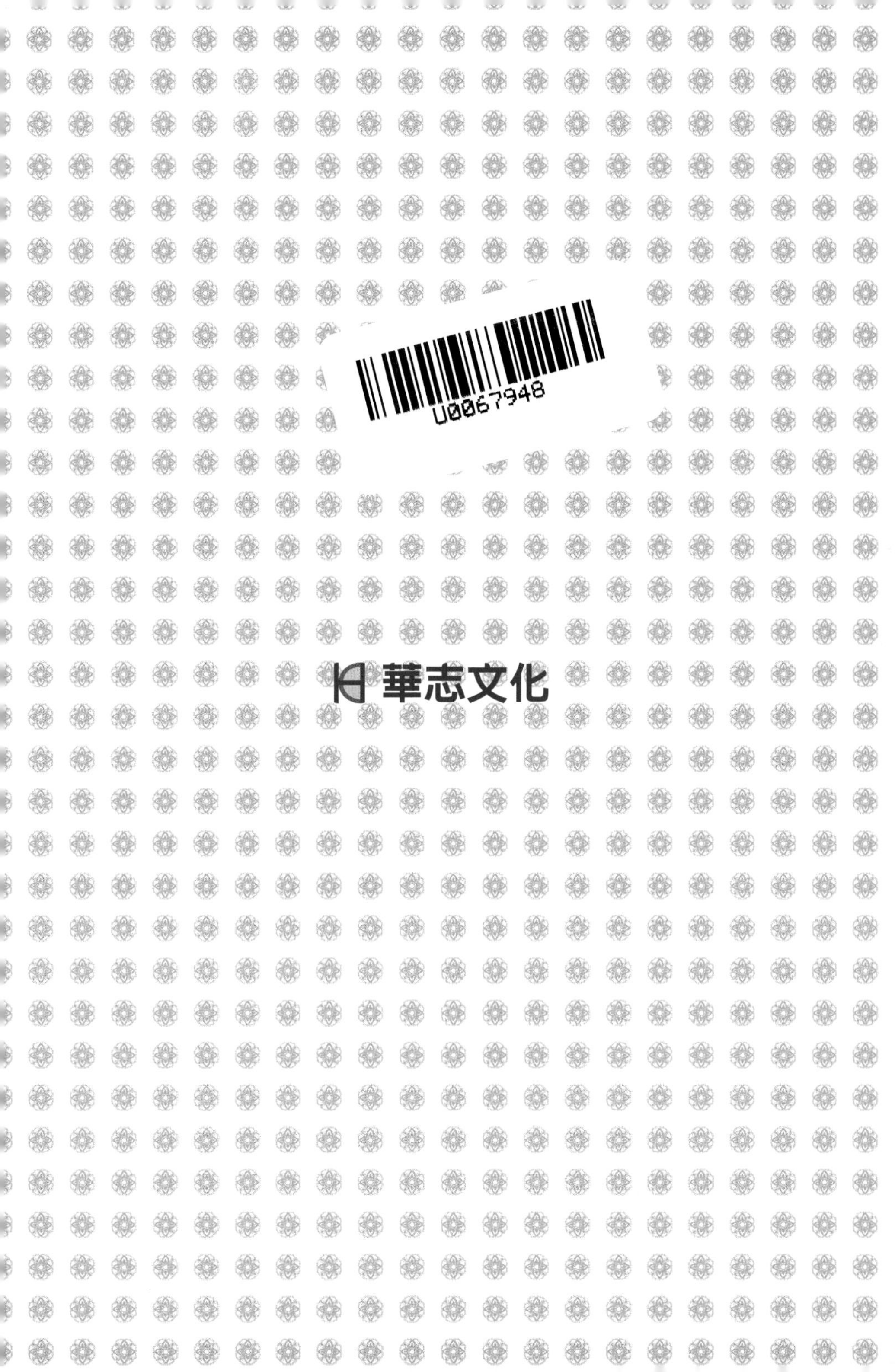
U0067948
華志文化

華志文化

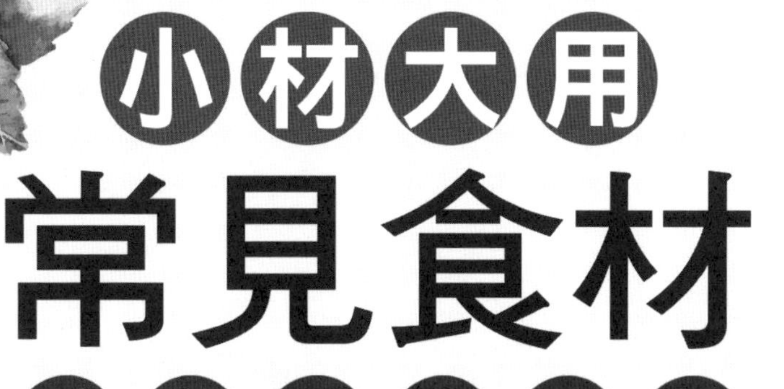


# 蔥薑蒜韭醋茶

## 可治病，顯神通的小食材

常見食材豐富我們的味蕾
具有健康養生藥用之價值

張躍庭醫師◎編著

表面上，它們都是生活中食物的配角，但有了它們的輔助，我們所吃的食物才有了千滋百味。如果在烹調時加入它們，一定會提升食物的味道。除了提味，平時做菜時只要使用得當，還能變為治病救人的「神醫」，更有消毒、殺菌、鎮痛、健胃、降血壓等神奇療效。

附錄：花椒、八角、香菜、芥末四種香料的食材療效

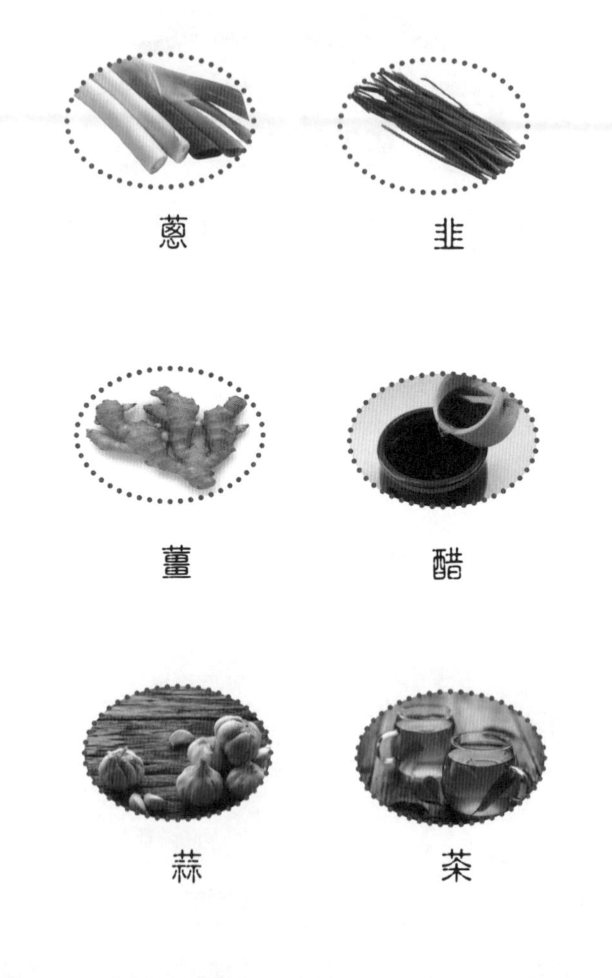
蔥
韭
薑
醋
蒜
茶

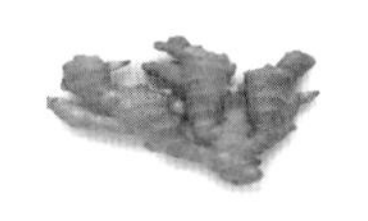



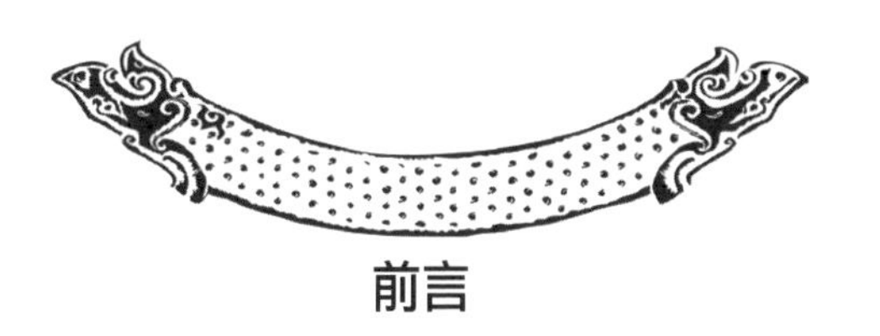

# 前言

## *小材大用常見食材：蔥、薑、蒜、韭、醋、茶

蔥、薑、蒜、韭、醋、茶是家庭中常見的食材。表面上，它們都是生活中食物的配角，但有了它們的輔助，我們所吃的食物才有了千滋百味。越來越多的研究發現，這些調味品不僅可以豐富我們的味蕾，還有著極大的藥用價值。

每一個人都知道，蔥、薑、蒜是日常必備的調味品，如果在爆炒、清蒸、燉湯時加入它們，一定會提升食物的味道。除了提味，平時做菜時只要使用得當，它們還能變為治病救人的「神醫」，更有消毒、殺菌、鎮痛、健胃、降血壓等神奇療效。

韭菜不僅是常用蔬菜，而且也具有藥用價值。除了可降低血脂外，溫補肝腎、助陽固精的作用也很突出，因此，在藥典上有「起陽草」之稱；醋又稱苦酒，既是常用的烹調佐料，又是一味常用中藥。近些年有關食醋

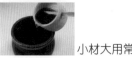

的醫藥保健作用，日益受到人們的重視。日本民間有「長壽十訓」，其中「少鹽多醋」被列為第二條。

茶是著名的世界三大飲料之一，被稱為「東方飲料的皇帝」，茶葉自古就和人們的生活息息相關。唐代劉貞亮把飲茶的益處表述為「十德」，其中就有「以茶散鬱氣，以茶養生氣，以茶除病氣」。延續至今，茶更是成為人們不可或缺的一款飲品。

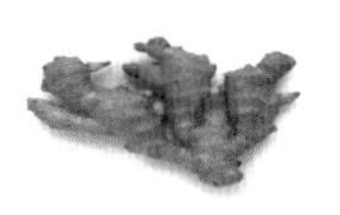



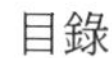

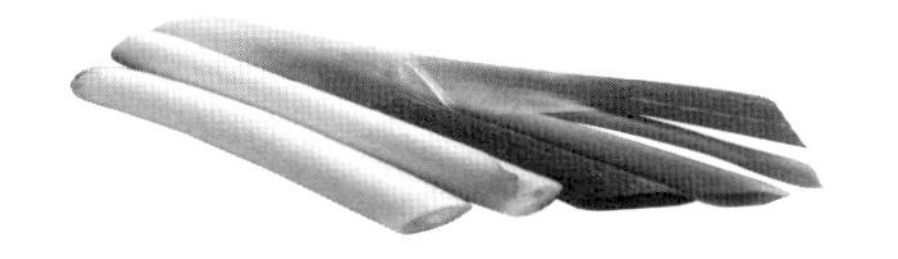

# *目錄*

## 第一篇：蔥——清清白白和事草



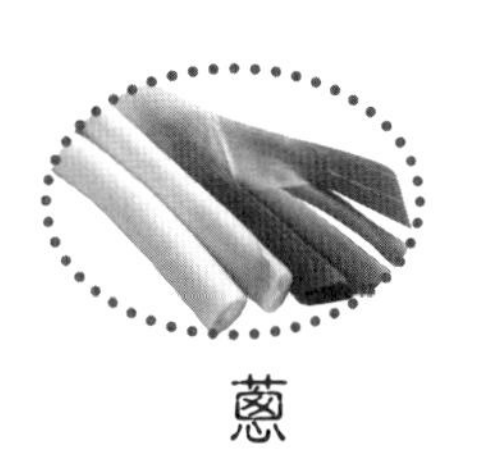

蔥

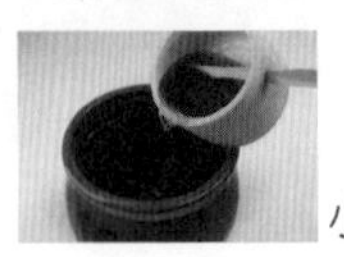





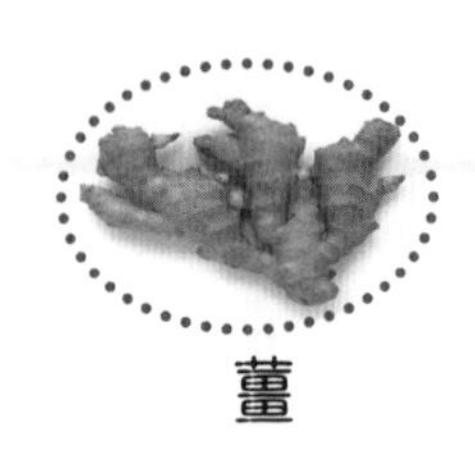

薑



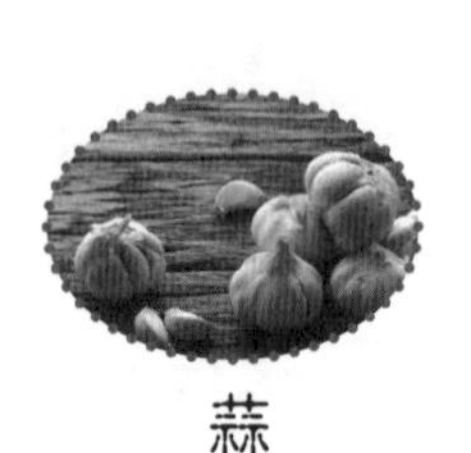

蒜

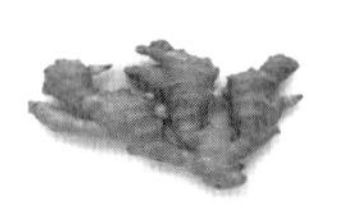





## 第四篇：韭菜——堅韌強勁壯陽草



韭

## 第五篇：醋——十里飄香瓊漿液



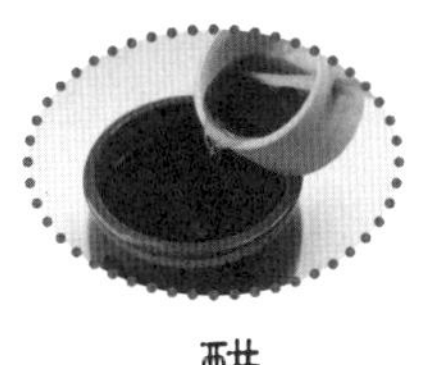

醋

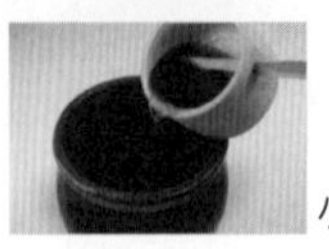





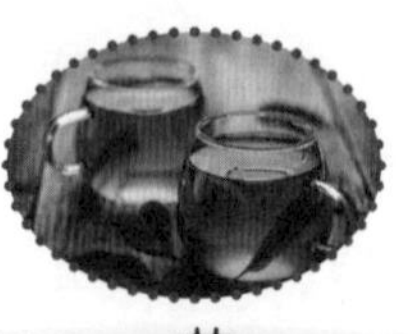

茶

## 第六篇：茶——健胃理腸清道夫



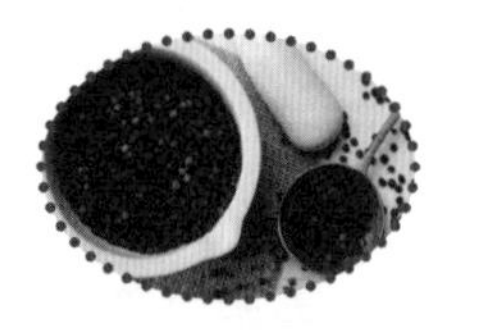

花椒

## 附錄一：花椒



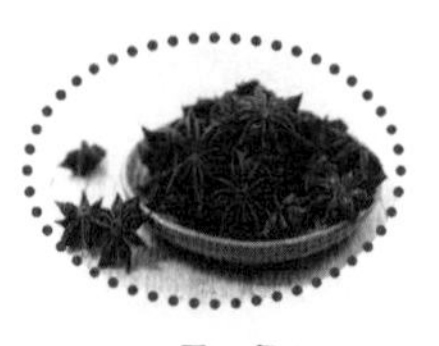

八角

## 附錄二：八角

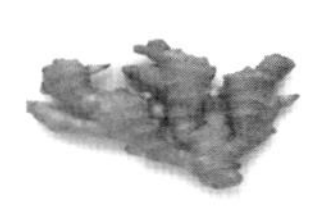
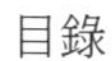





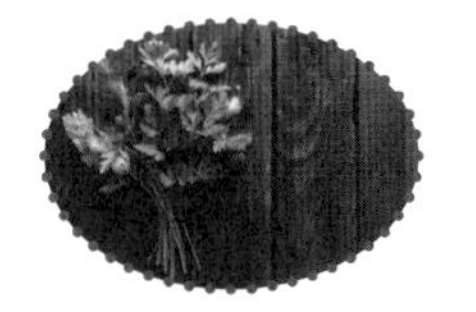

香菜

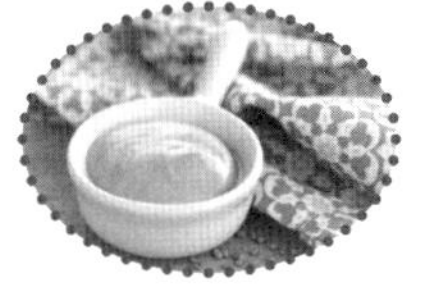

芥末

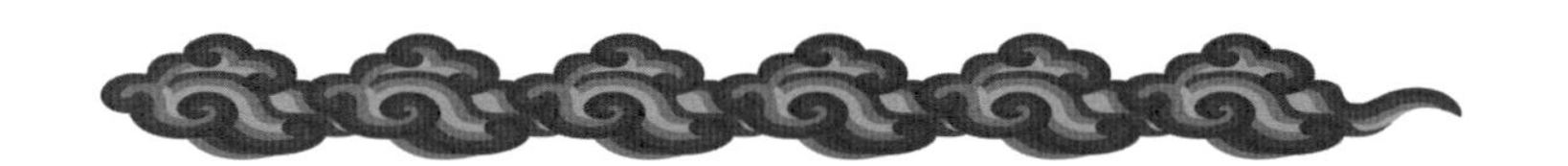

# 附錄

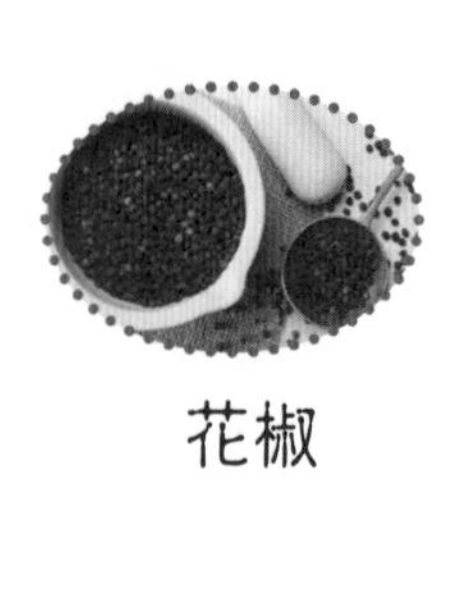

花椒

香菜

八角

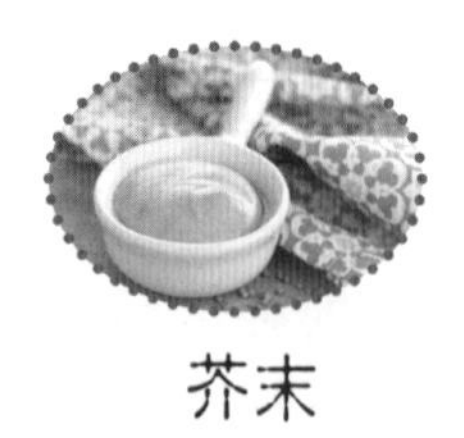

芥末

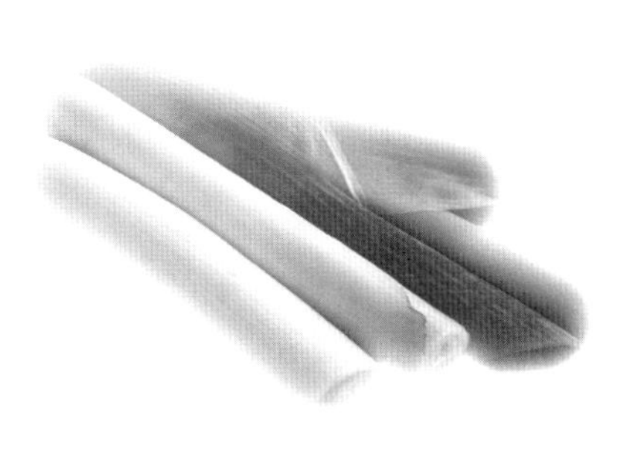

# 第一篇

## 蔥——清清白白和事草

性溫，味辛；入肺、胃二經。

蔥還含有原果膠、水溶性果膠、硫胺素、核黃素、煙酸和大蒜素等多種成分。

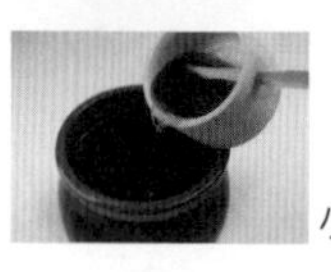



## 一、蔥的傳說

傳說，蔥是神農嘗百草時發現的一味良藥，由於在日常飯菜中常用，又被稱為「和事草」。

在中國的傳統飲食中，蔥是常用的調味品。相傳，宋代理學家朱熹，某日到女婿家，女婿和女兒招待他的只有一鍋熬蔥湯及半鍋飯，女婿一再向岳父大人表示歉意。

朱熹即興吟了一首詩：

「蔥湯麥飯兩相宜，蔥補丹田麥療饑，莫謂此中滋味薄，前村還有未炊時。」

題詩之後，便欣然離去。

## 二、蔥的基本介紹

蔥是佛教中的五葷之一，是百姓家常用的調味食材，是一種草本植物，生食味辛辣。蔥分為蔥葉與蔥白，它雖然普通，但是營養價值卻很高。

蔥含有蛋白質、碳水化合物以及多種維生素和礦物質，對人體有很大益處。

## 三、蔥的營養價值

蔥白鬚根叢生，白色；莖圓柱形，先端稍肥大；葉基生，圓柱形，中空，長約45公分，徑1.5～2公分，先端尖，綠色，

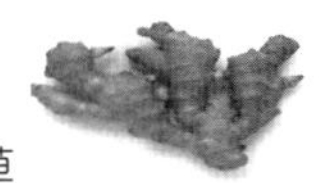



有縱紋；花自葉叢抽出，中央部膨大，中空，綠色，亦有縱紋；花序圓球狀，卵形披針刺；花被針形，白色，外部3枚較小，內部3枚較大，花被中央有一條縱脈；雄蕊花絲伸出，花藥黃色，丁字著生；子房3室。果實三棱形，種子黑色，三角狀半圓形，花期在7～9月，果期在8～10月。

食用前切去鬚根及葉，剝除外膜。

每100克蔥含水分90克，蛋白質2.5克，脂肪0.3克，碳水化合物5.4克，鈣54毫克，磷61毫克，鐵2.2毫克，胡蘿蔔素0.46毫克，維生素C 15毫克。

此外，蔥還含有原果膠、水溶性果膠、硫胺素、核黃素、煙酸和大蒜素等多種成分。

## 四、蔥的性味歸經

性溫，味辛；入肺、胃二經。

## 五、蔥的功效主治

發汗解表，散寒通陽，解毒散凝。主治風寒感冒，癰腫瘡毒，痢疾脈微，寒凝腹痛，小便不利等病症。

## 六、蔥的選購

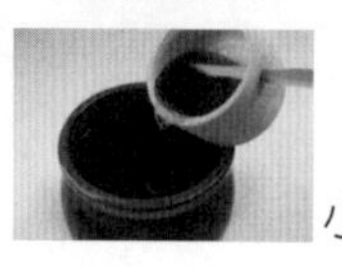



選購蔥時，軟的部分宜緊致，綠色的部分最好能遍及其尖端，整根蔥以白、綠分明為最好。

## 七、蔥的儲存

把蔥切碎放在盒子裡，底下鋪放一層紙巾，放冰箱冷藏。因冰箱有乾燥作用，可去除蔥的水分，使其變成乾蔥。

## 八、蔥的生活妙用

### ❁ 妙用 1：巧去飯糊味

偶爾有煮糊飯的時候，馬上取一根較粗的蔥，洗淨切成段，趁飯還熱著將鮮蔥插入飯中，立即蓋上鍋蓋。過 10 分鐘後揭開鍋蓋聞味兒，你會驚喜地發現糊味兒消失了。

### ❁ 妙用 2：巧煮水餃

煮水餃時，水開前往鍋裡放些蔥段，水開後再下餃子，不僅不破，盛在碗裡也不易黏合。

### ❁ 妙用 3：巧防油濺

用油炸食品時，先往油鍋裡放一點蔥，能防止油滴受熱飛濺。

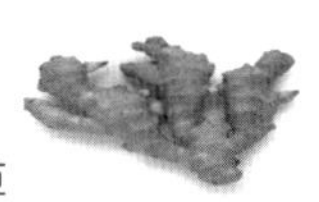



❁ 妙用 4：巧伴肉食

將鮮肉切成薄片，浸泡在鮮蔥汁裡，待肉入味後再根據菜餚切片或絲，再烹飪就不會有腥味了。而且，任何肉餡中加入少許蔥汁都會更加鮮美。

事實上，蔥的確是肉類的「親密伴侶」，因為蛋白質含量高的食物遇到蔥時，其蛋白質更容易分解，換句話說，人體吸收到的蛋白質就更多了。

❁ 妙用 5：巧擦玻璃

取一根蔥，剖開兩半，用內面擦拭玻璃，趁蔥汁未乾時迅速用乾布擦幾下，玻璃立刻潔淨透亮。

如果玻璃上有油污的話，蔥的作用就更明顯了。

❁ 妙用 6：巧潔金屬餐具

金屬餐具使用時間一長，就會失去光澤，不易擦拭。把蔥洗淨切成小段，放入清水中煮一會兒後撈起，用煮後的溶液擦洗金屬餐具，很快就會光亮如新了。

至於銅製餐具，把蔥切開蘸鹽擦，既能去汙又能保持光亮。

❁ 妙用 7：巧除刀鏽

用切開的蔥片反覆擦拭刀面，可除鏽，恢復原有光澤。

❁ 妙用 8：巧驅蠅蟲

天一熱，食物容易招來蒼蠅，如果放上幾根洗淨的蔥，可以驅趕蒼蠅。在洗淨的魚上放幾根洗淨的蔥段，可防蒼蠅叮爬。

夏天夜間如有小飛蟲撲燈，可以在燈旁掛一束蔥，飛蟲便不再撲了。

❁ 妙用 9：巧貼標籤

在金屬物品上貼標籤，可切半根蔥，往金屬物上擦一擦，再把標籤弄濕潤，就容易貼牢了。

❁ 妙用 10：巧除焦痕

淺色的床單燙焦了，留在上面的焦痕非常顯眼。可將一頭新鮮蔥切成兩半，以切口塗擦焦痕，然後用水洗，焦痕就不容易看出來了。

❁ 妙用 11：巧作防腐劑

醬油經煮沸、冷卻後裝入盛器內，再放入幾段蔥白、幾片大蒜，可防止醬油發黴。

❁ 妙用 12：巧除異味

高麗菜有一股異味，烹飪時可加入適量的蔥，再用甜麵醬代替醬油，這樣高麗菜的異味便可消除了。

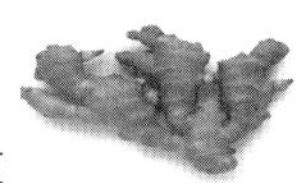
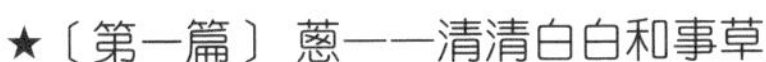


❁ 妙用 13：巧治螫傷

生蔥搗爛外塗，可治蜜蜂蜇傷。

❁ 妙用 14：生髮養髮

用一片生蔥在頭頂上反覆摩擦，再用蜂蜜塗抹，能刺激毛囊，促進頭髮生長，但要堅持每天摩擦，才有療效。

❁ 妙用 15：巧治牙痠痛

有的人吃帶酸味的水果等食物時，常常「倒牙」，痠痛難忍，有時甚至連飯也無法吃，這時只要嚼一兩根蔥葉，牙齒就不覺得痠痛了。

## 九、吃蔥的禁忌

❁ 1. 蔥吃多了易使人視線不清

對眼睛有一定的不良影響。過多食用蔥還會損傷視力，因此，眼睛不好的人也不宜過多食用蔥。每天蔥的食用量以 100 ～ 150 克為宜。

❁ 2. 蔥對汗腺的刺激較強，

所以體虛汗多、有狐臭的人不宜食用。

❁ 3. 患有胃腸道疾病，特別是胃潰瘍的人不宜多食。

❁ 4. 表虛、多汗者也應忌食蔥。

## 十、蔥白的作用

蔥白發散風寒，有發汗解表的作用，但發汗作用較弱，故主要用於感冒等較輕的病症，或配合其他解表藥作為輔助藥，以助發汗。

臨床上常和豆豉、生薑配合使用。蔥白性溫，能通陽氣而散陰寒，配合乾薑、附子等同用，適用於陰寒內盛、陽氣不振、肢冷脈微等症。蔥白也可治膀胱氣化失司引起的小便不利，以及寒凝腹痛等病症。

## 十一、蔥白的妙方

❁ 1. 蔥白能抗菌，抗病毒。

蔥中所含大蒜素，具有明顯的抵禦細菌、病毒的作用，尤其對痢疾桿菌和皮膚真菌的抑制作用更強。

❁ 2. 蔥白能防癌抗癌。

蔥所含的果膠可明顯地減少結腸癌的發生，有抗癌作用，也可以抑制癌細胞的生長。

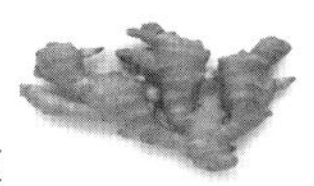



❁ 3. 蔥白能解熱，祛痰。

蔥中的揮發油等成分，具有刺激身體汗腺，達到發汗散熱的作用；蔥油能刺激上呼吸道，使痰易於咳出。

❁ 4. 蔥白能促進消化吸收。

蔥有刺激機體分泌消化液的作用，能夠健脾開胃，增進食慾。

## 十二、蔥的日常用藥及功效：

【內服】：煎湯或用酒煎，9 ～ 15 克；煮粥食，每次可用鮮品 15 ～ 30 克。

【外用】：適量，搗碎擠汁敷，煎水後洗浴，蜂蜜或醋調敷。

【功效 1】：壯陽補陰

蔥中的各種維生素能保證人體激素正常分泌，還能有效刺激性慾，從而達到「壯陽補陰」的目的。

因此，對男性來說，每週吃 3 次蔥有助於健康。蔥可炒菜、涼拌食用，也能當成調味劑，以實現壯陽補陰的功效。

【功效 2】：解毒調味

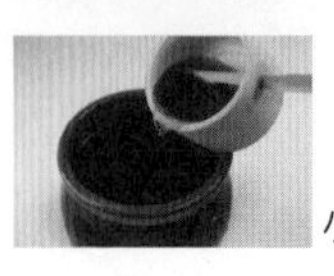



蔥味辛，性微溫，具有發表通陽、解毒調氣的作用，主要用於風寒感冒、陰寒腹痛、惡寒發熱、頭痛鼻塞、乳汁不通，大小便不利等。蔥中含有揮發油，主要成分為大蒜素，還含有烯丙基硫醚、草酸鈣等。此外，蔥中還含有脂肪、糖類、胡蘿蔔素、維生素、煙酸、鈣、鎂、鐵等成分。

【功效3】：預防癌症

蔥中所含的果膠，可明顯地減少結腸癌的發生，抑制癌細胞的生長，有抗癌作用。蔥中還含有微量元素硒，可降低胃液內亞硝酸鹽的含量，對預防胃癌及多種癌症有一定作用。

【功效4】：舒張血管

蔥富含維生素C，有舒張血管、促進血液循環的作用，可防止血壓升高導致的頭暈，使大腦保持靈活，預防老年癡呆。

蔥中的揮發油和大蒜素，能去除菜餚中的異味，產生特殊香氣，如果與蘑菇一起食用還可以產生促進血液循環的作用。

【功效5】：降膽固醇

蔥可降低膽固醇的堆積，經常吃蔥的人，即便脂多體胖，其膽固醇並不高，而且體質強壯。蔥葉部分比蔥白部分含有更多的維生素A、維生素C及鈣。

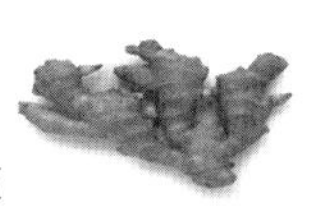



【功效 6】：緩解疲勞

生蔥像洋蔥一樣，含烯丙基硫醚，這種物質會刺激胃液的分泌，且有助於增進食慾。與含維生素 B1 含量較多的食物一起攝取時，會促進澱粉及糖類變為熱量，可以緩解疲勞。

## 十三、蔥的治病方

### ❁ 1. 治肚脹疼痛

蔥（帶鬚）加適量鹽，搗爛如泥，置於砂鍋上烤熱，趁熱用紗布包好，外敷肚臍。10分鐘左右，肚脹疼痛即可緩解。

### ❁ 2. 小便不通，腹脹

蔥白、田螺肉等量，搗爛烘熱貼於臍下「關元穴」（尿閉脹痛者將蔥白帶葉切細，炒熟裹於紗布包中，趁熱敷小腹，氣透即通）。

### ❁ 3. 腹痛

蔥白 500 克，洗淨切碎，搗爛絞汁，加入菜油 1 ～ 2 匙，空腹服下，一日 2 次，連服 3 日。若治療蛔蟲引起的急性腹痛、腸梗阻，可用鮮蔥白 50 克搗爛取汁，用菜油 50 克調和，空腹一次服下（小兒酌減），每日 2 次。一般服 1 ～ 7 次後緩解。服藥後大便可能轉為稀便，但不致腹瀉。

除個別外，多數未見有蛔蟲驅出。或用青蔥（帶鬚）2～3兩，搗爛取汁服，10分鐘後，再服菜油1兩，約半小時即可止痛。4～6小時後，排出糞便較黏，有時帶有蛔蟲。取鮮蔥數棵，用針刺破蔥葉，取汁，每次取汁約60克，備用。先讓患者喝香油一小杯，過兩三分鐘後，再將蔥汁加20克開水，給患者喝下，每日兩次，可驅除體內蛔蟲。

❁ 4. 治胃痙攣

將生蔥和醬一起吃即可，用量可根據每個人的身體狀況而定。

❁ 5. 治關節炎

取新鮮蔥白250克，搗爛置鍋內炒熱，用紗布包裹，燙關節處，反覆熨燙，對風濕性關節炎很有效。

❁ 6. 治風濕性四肢麻木

取蔥60克，薑15克，花椒3克，水煎服，每天2次。

❁ 7. 治小兒遺尿

取蔥白8根，硫黃30克，共搗汁，睡前敷臍上，連敷兩、三夜即可。

❁ 8. 治非阻塞性尿閉症

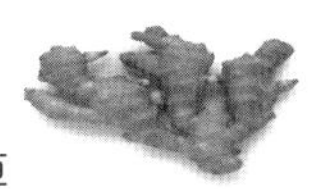

蔥白（帶鬚）500克，搗爛炒熱，隔布敷在腹部，涼了炒熱再敷，直到腹內發響。

### ❁ 9. 治風寒感冒

取蔥白一’段，碾碎取汁，分多次飲用，有特效；或將蔥白切碎，再撒生薑末少許，用開水沖服，即刻見效。

### ❁ 10. 頭痛鼻塞

蔥白9～15克，洗淨切斷，沸水沖泡（或加生薑3片，水煎沸），趁熱飲服，出汗即可。

若治療感冒，取蔥白、生薑各25克，食鹽5克，搗成糊狀，用紗布包裹，塗擦五心（前胸、後背、腳心、手心、肘窩）一遍後讓患者靜臥。部分病例半小時後出汗退熱，症狀減輕，次日可完全恢復。

### ❁ 11. 嬰兒鼻塞，不能吮乳

蔥白搗爛擠汁，塗抹鼻唇間，可使呼吸通暢；或將蔥白搗爛，用開水沖後，趁溫燻口鼻。

### ❁ 12 治鼻炎

將蔥白搗爛絞汁，晚上用鹽水洗滌鼻腔後，以棉球蘸汁塞於鼻腔內，左右交替，一週為一個療程，一般兩個療程可治癒。

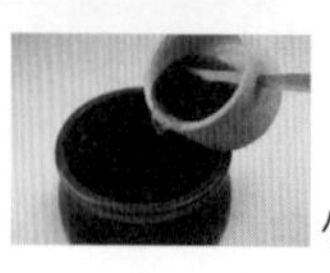



❁ 13. 止鼻出血

取鮮嫩蔥葉一根，將其剖開，用乾淨棉球放在蔥葉內膜上蘸吸蔥汁，塞入出血鼻孔，即可止血。

❁ 14. 流感期，預防呼吸道感染

將蔥白或大蒜切片夾在紗布口罩中戴上，有預防作用。蔥、蒜口罩不但能防止流感，對百日咳、白喉、麻疹等呼吸道傳染病均適用。

❁ 15. 感冒後低熱不退

蔥白 500 克，豆豉 120 克，共搗爛，蔥白先置於 5000CC 水中煮沸，再加入豆豉，煮約 5 分鐘，去渣，可供 20 次服，每日 1 次，連服 3 日。

❁ 16. 肺氣腫及氣管炎

明礬 50 克，研成粉用醋調成糊狀，每晚睡前取黃豆大小敷足心（湧泉穴），兩足都敷，用紗布包好，次日早晨揭去，連用 7 天有效。

❁ 17. 治惡瘡

蔥白、鮮蒲公英、蜂蜜各等份，共搗成泥狀，敷貼患處。

❁ 18. 癬瘡腫毒

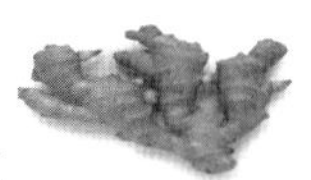

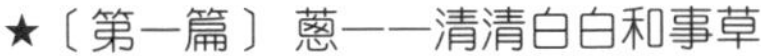

蔥全株適量，搗爛，以醋拌之，炒熱敷於患處。

## ❁ 19. 防止傷口化膿

用蔥白汁敷在創面上，可以防止化膿，使創傷早日結痂，特別適用於野外旅遊時對傷口的處理。

## ❁ 20. 跌打損傷腫痛

將蔥根、葉切細，炒熟，拌入適量松香，搗爛如膏狀，熱敷患部。

## ❁ 21. 創傷出血

全蔥烤熟，搗爛敷患處，能散瘀止痛。

## ❁ 22. 治療寒性嘔吐

鮮蔥白適量與雞蛋用油共煎成雞蛋餅一塊，用紗布包裹後趁熱外敷神闕穴。

## ❁ 23. 治療蟯病

取蔥及大蒜，去葉、皮、根須，洗淨。蔥白每兩加水100CC，大蒜每兩加水200CC，分別用微火煮爛，紗布過濾，裝瓶備用。在傍晚或臨睡前，任選一種煎液灌腸。劑量：4～5歲10CC，7歲15CC。

蔥白煎液治療116例，86例轉為陰性，轉陰率為

74.1%；大蒜煎液治療 38 例，29 例轉為陰性，轉陰率為 76.3%。均以男孩的轉陰率較高；在年齡方面，蔥液療法的轉陰率隨年齡的增長而遞減，蒜液療法的轉陰率隨年齡的增長而增高。

### ❁ 24. 治療雞眼

先將患處用溫水洗淨並除去老皮，後取蔥白，搗爛加蜂蜜調勻敷於患處。用紗布包紮固定，每三天換一次藥。

### ❁ 25. 治療痔瘡

蔥白（帶鬚）20 根，水煎，置盆中待水變溫，坐入盆中浸泡 10 分鐘左右。

### ❁ 26. 治療消化不良

取生蔥 1 根，生薑 25 克，同搗碎，加入茴香粉 15 克，混勻後炒熱 ( 以皮膚能忍受為度 )，用紗布包好敷於臍部。每日 1 ～ 2 次，直到治癒為止。對吐瀉嚴重的病例，須按常規禁食及補液。

### ❁ 27. 治療乳腺炎

蔥白半夏拴（簡稱蔥半栓）結合薑汁水罐治療早期急性乳腺炎 130 例，有效率達 96.9%。

蔥半栓是採用新鮮蔥白與生半夏搗爛如泥，捏成鼻孔一

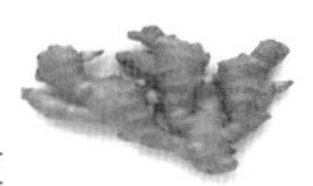


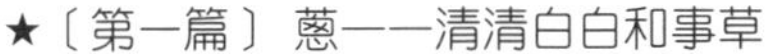

樣大小的栓子，塞入患乳對側的鼻孔中，20 分鐘左右除去，每日 1 ～ 2 次。

薑汁水罐是採取生薑 ( 或乾薑 ) 的濃煎液，盛入小玻璃瓶內，抽出空氣，利用負壓，在炎性腫塊及其周圍拔罐，配合蔥半栓同時進行。如乳腺局部炎症明顯，腋窩淋巴結腫大，且全身有畏寒、發熱症狀者，宜同時內服清熱解毒劑；如膿腫已形成，則本法無效，必須切開排膿。

❁ 28. 治嬰兒吐奶

蔥白 2 ～ 3 根切碎放於小碗內，加入一小杯母乳，隔水蒸透，取乳汁分數次餵服。

❁ 29. 治陰戶痛癢

蔥適量，硝酸鉀 6 克，水煎，用棉花蘸洗，數次即癒。

❁ 30. 催眠

蔥味能催眠。臨睡前，將適量蔥白切碎，用布包好置於枕邊，透過呼吸吸入蔥味而刺激大腦皮層，使得能快速進入睡眠。

## 十四、蔥的小知識

蔥怎麼吃效果更好？

☸ 1. 每天食用蔥，對身體有益。

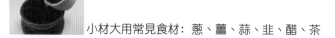

蔥可生吃，也可涼拌當小菜食用，作為調料，多用於葷、腥以及其他有異味的菜餚、湯羹中，對沒有異味的菜餚、湯羹也起增味的作用。

☸ 2. 根據主料的不同，可將蔥切成蔥段和蔥末共同使用，均不宜煎、炸過久。

☸ 3. 蔥葉富含維生素 A，不應輕易丟棄不用。

☸ 4. 蔥中含有的烯丙基硫醚屬於揮發性物質，因此泡在水裡或煮得過久，都會使其效果喪失。

☸ 5. 在熄火之後，再灑上蔥花，即可使香味更濃，且可達到減少烯丙基硫醚揮發的效果。

☸ 6. 蔥與維生素 B1 含量較多的食品一起食用。

☸ 7. 在涮羊肉的火鍋裡放上一根蔥。火鍋底料不要去買現成的，自己調製。

在鍋底加些蒜、生薑片、桂圓、鹽、辣椒，再加上一根蔥，涮起來別具風味，味道好，且更加保健。

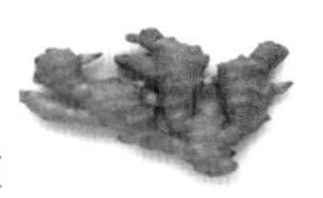



## 十五、蔥的養生方

### ❁ 1. 蔥豉粥

取蔥白 3 根，豆豉 10 克，米 100 克。把豆豉、米淘洗乾淨後一起放入鍋中加清水煮粥，等粥熟的時候，再加入洗淨並切成細段的蔥白，煮沸，蔥豉粥就做好了。

蔥豉粥可用來治療外感風寒造成的感冒、頭疼，肌肉痠痛等。

### ❁ 2. 蔥白粥

蔥白 10 克，米 50 克，白糖適量。先煮米，待米熟時把切成段的蔥白及白糖放入即可。此粥具有解表散寒、和胃補中的功效，適用於風寒感冒、頭痛鼻塞、身熱無汗、面目浮腫、消化不良等。

### ❁ 3. 防風粥

取防風 10 克，蔥白 2 根，米 30 ～ 60 克。

首先將防風、蔥白一同煮水，水開後去渣取汁；然後用米煮粥，等粥快熟的時候再倒入剛才煮好的防風蔥白汁，接著煮成稀粥即可，趁熱一次服完，米的用量可以根據患者的食量來調整。

此粥可以祛風解表，散寒止痛，主要針對外感風寒所致的病症，如風寒感冒，惡寒發熱，風寒濕痹，骨節痠痛，風邪犯肺，中風頭痛等。

❁ 4. 蔥豉湯

蔥 30 克，豆豉 10 克，生薑 3 片，黃酒 30CC。將蔥、豆豉、生薑加水 500CC 同煎，煎沸後再加入黃酒，煮開即可。此湯具有發散風寒、理氣和中的功效，適用於外感風寒、惡寒發熱、頭痛、鼻塞、咳嗽等病症。

❁ 5. 蔥棗湯

紅棗 20 顆，蔥白 7 根。將紅棗洗淨，用水泡發，入鍋內，加水適量，用小火煮沸，約 20 分鐘後，再加入洗淨的蔥白，繼續用小火煎 10 分鐘即可。

服用時吃棗喝湯，每日 2 次。此湯具有補益脾胃、散寒通陽的功效，可治心氣虛弱、胸中煩悶、失眠多夢等病症。

❁ 6. 蔥燉豬蹄

蔥 50 克，豬蹄 4 個，食鹽適量。將豬蹄拔毛洗淨，用刀劃口；蔥切段，與豬蹄一同放入，加水適量，加食鹽少許，先用大火煮沸，後用小火燉熬，直至熟爛。

此方具有補血消腫、通乳的功效，適用於血虛體弱、四肢疼痛、身體浮腫、瘡瘍腫痛、婦人產後乳少等病症。

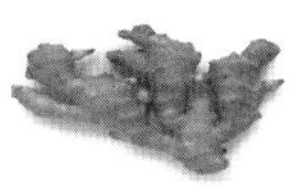



❁ 7. 蔥絲醋

蔥白 2000 克，養生保健醋適量。將蔥白切絲，加醋炒熱。分 2 包，趁熱熨於肚臍上，涼則互換，不可間斷，6 小時後見效。本方適用於氣滯、寒凝及陰陽氣血方虛所致的便祕。對宿食結於腸間，大便多日不通等症也有一定療效。

## 十六、蔥的小叮嚀

❁ 1. 如果女性懷了孕，突然感冒了，怕吃藥對胎兒產生副作用，該怎麼辦呢？

用蔥白和生薑煎湯，飲用後，人會微微發汗，感冒就痊癒了。懷孕階段的婦女身體處於亢奮期，渾身的氣血都會激發起來，以此來養胎兒。

用食療的方法解決感冒，對人體沒有任何傷害。像妊娠傷寒、著涼感冒一類的疾病，可以一邊喝煮好的蔥白生薑湯，一邊用熱水泡腳，讓身體微微出汗，這樣既可治病，又不會對身體和胎兒造成傷害。

❁ 2. 蔥補身子

蔥的色澤翠綠，只需稍微一煮，就能散發出其味道來。農曆正月和二月大地回春之時，吃蔥對身體大有益處。蔥含維生素 B1 和維生素 C 等多種成分，生食能刺激神經、幫助腸胃消化、溫暖身體、使人自然發汗。因此，南方地區素有

「正月蔥，大補身」的諺語。怕冷、低血壓、貧血的人，多吃些蔥可以補充能量。眼睛易疲勞、出血、失眠和神經衰弱的人，多吃蔥可以使神經興奮而使人的精力更加充沛。

另外，多吃蔥，可以增強消化功能，排除體內不乾淨的東西，同時使排便更加通暢。

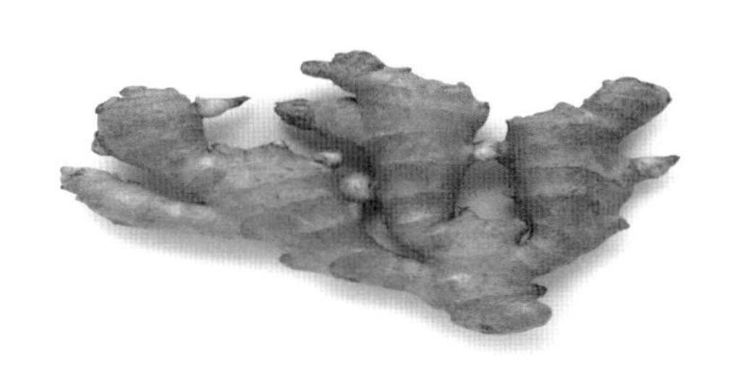

# 第二篇

## 薑——不規則的小人參

具有活血、祛寒、除濕、發汗等功能。

薑的營養成分和蔥、蒜相似，都含有蛋白質、糖類、維生素等物質，並含有植物抗菌素，其殺菌作用不亞於蔥和蒜。

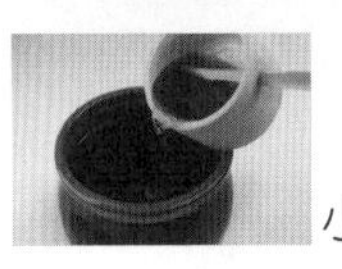

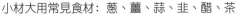

## 一、薑的傳說

古時，人們靠吃野果、獸肉度日，因生病而死亡的人很多。當時，人們不懂醫藥，一旦生病，只得聽天由命。炎帝看到人們疾病的痛苦，心裡十分著急。

一天，炎帝從山上回來，累得滿頭大汗，腰痠腿痛。在門口迎接他的，是自己餵養的那條琉璃獅子狗。炎帝突然想：這條狗成天搖頭擺尾，翻山越嶺，可從來不生病，難道是吃了不同的東西嗎？是不是因為它吃了山野裡的草木根、莖、葉有藥物的作用呢？

為了探明其中的奧秘，他不顧個人安危，帶著琉璃獅子狗跋山涉水，仔細觀察狗吃了各種食物後的反應。有一天，炎帝帶著狗在山間野林中行走，一邊欣賞大自然的風光，一邊嘗草認藥。忽然，一陣大雨把他全身都淋濕了，他感到頭暈目眩，胸悶欲吐，站立不穩。這時，那隻琉璃獅子狗正在一旁啃著一種植物的根，炎帝順手也撿了一塊，洗淨後，坐在地上慢慢地嚼著，只覺得滿口辛辣，特別有味。不一會兒，炎帝感覺心胸舒暢了，精神也振奮了。

於是，炎帝便以自己的姓氏「薑」給這種植物取名為「生薑」，意思是使他獲得了第二次生命。

## 二、薑的基本介紹

薑，多年生宿根草本薑屬植物。根莖肉質肥厚，扁平，

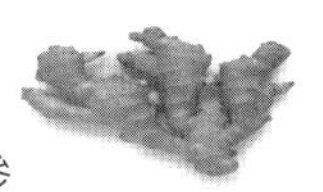



有芳香和辛辣味。秋、冬兩季採挖，除去鬚根及泥沙。可分為嫩生薑與老生薑，做醬菜都用嫩薑，藥用以老薑為佳。

薑含有揮發性薑油酮和薑油酚，具有活血、祛寒、除濕、發汗等功能，此外還有健胃止嘔、去腥臭、消水腫之功效。故有民諺稱「家備小薑，小病不慌」，還有「冬吃蘿蔔夏吃薑，不用醫生開藥方」的說法。

## 三、薑的營養價值

薑的營養成分和蔥、蒜相似，都含有蛋白質、糖類、維生素等物質，並含有植物抗菌素，其殺菌作用不亞於蔥和蒜。

生薑還含有較多的揮發油，可以抑制人體對膽固醇的吸收，防止肝臟和血清裡的膽固醇含量過高。

揮發油主要成分為薑醇、薑烯、水芹烯、檸檬醛、芳樟醇等；含有辣味成分薑辣素，分解能生成薑酮、薑烯酮等。此外，生薑還含天門冬素、谷胺酸、天門冬胺酸、絲胺酸、甘胺酸、蘇胺酸、丙胺酸等。

## 四、薑的選購

修整乾淨，不帶泥土、毛根，不爛、無蟲傷、無受熱、無受凍現象的為好。外表微黃、表皮脫落的生薑可能被硫黃

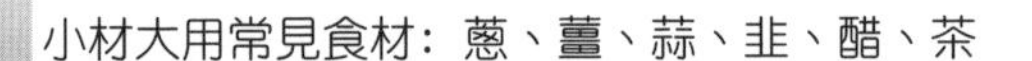



燻烤過。

## 五、薑的儲存

❁ 1. 洗淨、晾乾，加少量鹽埋入罐中。

❁ 2. 將鮮薑放在盆、罐或大口瓶中，上面覆蓋 3 公分厚的潮濕細沙，然後加蓋，可保鮮 1 ～ 2 個月。

❁ 3. 將鮮薑洗淨晾乾，再切片，裝進事先準備好的潔淨、乾燥的旋口罐頭瓶中，然後倒入白酒，酒量以剛淹沒鮮薑片為度，最後加蓋密封，隨吃隨取，可長期保鮮。

❁ 4. 洗淨，放在小塑膠袋內，撒一些鹽，不要封口，隨用隨取，可保持 10 天左右。

❁ 5. 用鹽水把生薑泡 1 小時，然後拿出來曬乾，放入冰箱的貯菜格內，可以很長時間保持其鮮嫩程度。

## 六、薑的生活妙用

❁ 1. 冷凍的肉類，在加熱前，先用薑汁浸漬，可起保鮮作用。

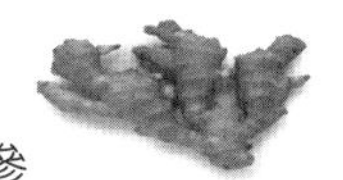



❁ 2. 菜刀切過有腥味的肉、魚，可在刀上擦一點薑汁，刀上的腥味即可消除。

❁ 3. 在煎魚前，用 1 塊鮮薑在溫熱的鍋內塗擦一遍，然後將油倒入鍋內，用鏟子攪動，使鍋上沾滿油，待油熱後再煎魚，魚皮就不會粘鍋了。

❁ 4. 蚊帳被煙燻黑了很難洗淨，可以用鮮薑煮一盆薑水，把蚊帳泡在裡面，約 3 個小時，然後用手輕輕揉搓，蚊帳上的煙塵汙跡就容易洗去。

❁ 5. 去除衣服上的汗漬，可把生薑切成碎末，放在衣服汗漬上搓洗，然後用清水漂洗乾淨。

❁ 6. 衣服上沾有血跡、奶漬，可先用生薑擦洗，然後蘸冷水搓洗，即可不留痕跡。

❁ 7. 衣褲上有黃泥斑痕，先用生薑汁塗擦，再用清水洗滌，泥斑就容易洗淨。

❁ 8. 從市場買來的冷凍雞肉，有些會帶一點怪味，如果在燒煮前先用薑汁浸 3 ～ 5 分鐘，怪味即可除去。

❁ 9. 將生薑搗爛，敷在流血的傷口上（用量根據傷口大小和流血多少而定，一般以敷滿傷口為宜），可臨時止血。隨後應立即將傷者送醫院治療。

❁ 10. 牙痛時，切一片生薑咬在疼痛處，可減輕疼痛症狀。

❁ 11. 口腔黏膜在吃東西時起了水泡，切片生薑入口細嚼，可使水泡慢慢消除。

❁ 12. 將老薑、紅糖一同熬湯，趁熱喝下，對剛淋過雨和浸水太久的人，有祛風暖身的功效。

❁ 13. 用鮮薑片擦腋處，每日 1 ～ 2 次，可治狐臭。

## 七、薑的作用

味辛、性微溫，歸肺、脾、胃經。發汗解表，溫中止嘔，溫肺止咳，可解魚蟹毒，解藥毒。適用於外感風寒、頭痛、多痰、咳嗽、胃寒嘔吐等症；在遭受冰雪、水濕、寒冷侵襲後，以薑湯飲之，可加快血液流動，驅散寒邪。

❁ 1. 增進食慾、促消化

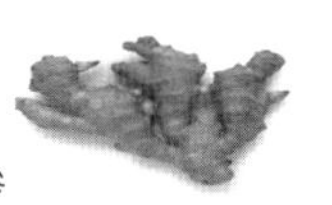



口嚼生薑，可引起血壓升高。

薑辣素對口腔和胃黏膜有刺激作用，能促進消化液分泌，增進食慾，可使腸蠕動增加。

### ☸ 2. 鎮吐

生薑有鎮吐作用，有效成分為薑酮和薑烯酮的混合物。外出旅遊，出發前口嚼生薑服下，或貼一片在肚臍上，也可以放在鼻旁嗅聞，有防暈車暈船之功效。

故民間有「出門帶塊薑，時時保健康」的說法。

生薑作為止嘔藥，可單獨應用，治療胃寒嘔吐；也可治胃熱嘔吐，配合半夏、竹茹、黃連等同用。

### ☸ 3. 活血驅寒

對呼吸和血管運動中樞有興奮作用，能促進血液循環。用生薑、紅糖熬製的薑湯可活血驅寒，防治感冒，自古就是風寒感冒的食療良藥。

生薑用於解表，主要為發散風寒，多用治感冒輕症，煎湯，加紅糖趁熱服用，往往能排汗而解熱，也可用作預防感冒的藥物。生薑發汗作用較弱，常配合麻黃、桂枝等同用，作為發汗解表的輔助藥品，能增強發汗功效。

### ☸ 4. 殺菌

實驗證實，薑對傷寒桿菌、霍亂弧菌有明顯的抑制作用。

❁ 5. 壯陽

按中醫理論，生薑是壯陽之品，自古以來中醫素有「男子不可百日無薑」之語。宋代詩人蘇軾在《東坡雜記》中記述杭州錢塘淨慈寺 80 多歲的老和尚，鶴髮童顏，「自言服生薑 40 年，故不老云」。

生薑還有個別名叫「還魂草」，故薑湯也叫「還魂湯」。

❁ 6. 解毒

生薑能解生半夏、生南星之毒，煎湯飲服，可用於中半夏、南星毒引起的喉啞舌腫麻木等症。因此，在炮製半夏、南星的時候，常用生薑同製，以消除它們的毒性。生薑能解魚蟹毒，可單用或配紫蘇同用。

❁ 7. 降溫提神，增進食慾

薑中含有薑醇、薑烯、水芹烯、檸檬醛和芳香等油性的揮發油，還有薑辣素、樹脂、澱粉和纖維等，所以，薑在炎熱的時節有興奮、排汗降溫、提神等作用；可緩解疲勞、乏力、厭食、失眠、腹脹、腹痛等症狀。

生薑還有健胃、增進食慾的作用，夏季氣候天氣炎熱，唾液、胃液的分泌會減少，因而影響人的食慾，如果在吃飯時食用幾片生薑，會增進食慾；生薑對胃病也有緩解和止痛作用，胃炎及胃十二指腸潰瘍所引發的疼痛、嘔吐、泛酸、

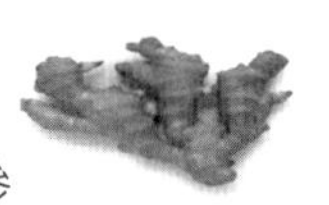



饑餓感等，用生薑 50 克煎水喝，可使症狀迅速消失。

### ❁ 8. 抗菌防病，治療腸炎

美國和丹麥的科學家透過試驗證實，生薑乾粉可緩解頭痛、眩暈、噁心、嘔吐等症狀，有效率達 90%，且藥效可持續 4 小時以上。民間用吃生薑的辦法防止暈車、暈船，有的用生薑片貼內關穴，有明顯的防暈效果。

盛夏季節，細菌生長繁殖異常活躍，容易污染食物而引起急性腸胃炎。

此時，適當吃些生薑或乾薑加茶用沸水沖泡後飲用，能產生防治作用。科學家透過研究發現，生薑能產生某些抗菌素的作用，尤其對沙門氏菌效果明顯。

生薑還有殺滅口腔致病菌和腸道致病菌的作用，用生薑水漱口可治療口臭和牙周炎，療效顯著。

### ❁ 9. 開胃健脾，防暑救急

夏天，人們貪涼，喜愛電扇空調對著吹，很容易受寒，引起感冒。這時，及時喝點薑糖水，將有助於驅逐體內風寒。

中醫認為生薑能「通神明」，即提神醒腦。夏季中暑昏厥不省人事時，用一杯薑汁灌下，能使病人很快醒過來。對一般暑熱，表現為頭昏、心悸及胸悶噁心的病人，適當吃點生薑湯大有裨益。

中國傳統的防暑中成藥 —— 人丹，裡面就含有生薑的

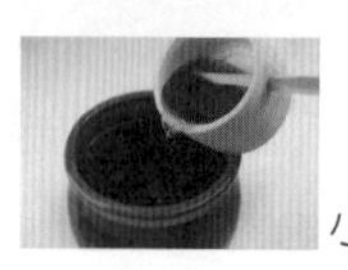



成分，目的就是祛風健胃和提神醒腦。

薑的吃法很多，例如，喝薑湯，吃薑粥，炒菜時放點薑絲，燉肉、煎魚加薑片，做包子、水餃餡時加點薑末，既能使味道鮮美，又有助於開胃健脾，促進食慾，幫助消化，利於腸胃對營養成分的吸收。

有些人吃薑喜歡削皮，這樣做不能發揮薑的整體功效。因為生薑皮有加速排汗、防止中暑的作用；還有刺激胃腸道黏膜，增加胃腸道消化液分泌，有和脾行水、利尿的功效。

此外，在炎熱的夏季，適當吃些薑製食品，如嫩薑片、薑糖等，對身心健康和防暑都大有益處。

### ☸ 10. 消炎利膽，預防結石

生薑中的薑酚，可以抑制前列腺的鈣化，從而遏制結石的形成。

### ☸ 11. 降低膽固醇，有益心血管

生薑有抗凝及脂肪氧化作用，有利心血管，並可降低膽固醇。

### ☸ 12. 抑制癌細胞，防癌抗癌

生薑可以抑制癌細胞生長，是人類抗癌的食物武器。

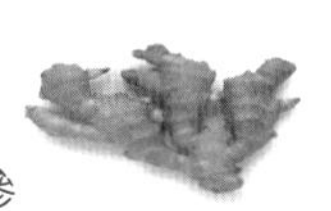



## 八、薑的食用方法

### ❁ 1. 生薑汁

將生薑洗淨後搗爛，絞取其汁入藥。性味辛微溫，有化痰、止嘔的功效，主要用於噁心嘔吐及咳嗽痰多等症。一般用量為 3 ～ 10 滴，沖服。

### ❁ 2. 生薑皮

生薑皮即生薑的外皮。性味辛涼，有利尿消腫之功效，適用於小便不利，水腫等症，可配合冬瓜皮、桑白皮等同用。一般用量為 3 ～ 8 克，煎服。

有些人吃薑喜歡削皮，這樣做不能發揮薑的整體功效。鮮薑洗淨後即可切絲分片。

### ❁ 3. 煨薑

將鮮生薑洗淨，用紙包裹，放在清水中浸濕，直接放在火中煨，待紙焦黑，以薑熟為度；或直接放火中烤熟。

煨薑具有和中止嘔的功用，適用於脾胃不和、噁心嘔吐等症。一般用量為 2 ～ 3 片，煎服。

### ❁ 4. 生薑和薑片用於烹飪，可以去腥味，增加食品的鮮味。

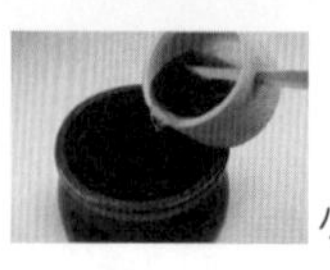



## 九、吃薑的禁忌

### ❁ 1. 患有這些病不宜吃薑。

凡屬陰虛火旺、目赤內熱者，或患有癰腫瘡癤、肺炎、肺膿腫、肺結核、胃潰瘍、膽囊炎、腎炎、糖尿病、痔瘡者，都不宜長期食用生薑。

### ❁ 2. 生薑紅糖水要吃對症。

從治病的角度看，生薑紅糖水只適用於風寒感冒或淋雨後有胃寒、發熱的患者，不能用於暑熱感冒或風熱感冒患者，也不能用於治療中暑。

服用鮮薑汁可治因受寒引起的嘔吐，其他類型的嘔吐則不宜使用。

### ❁ 3. 不要吃腐爛的生薑。

腐爛的生薑會產生一種毒性很強的物質，可使肝細胞變性壞死，誘發肝癌、食道癌等。那種「爛薑不爛味」的說法是不科學的。

### ❁ 4. 吃生薑並非多多益善。

夏季天氣炎熱時，人們容易口乾、煩躁、咽痛、汗多，生薑性辛溫，屬熱性食物，根據「熱者寒之」的原則，不宜多吃。在做菜或做湯的時候放幾片生薑即可。

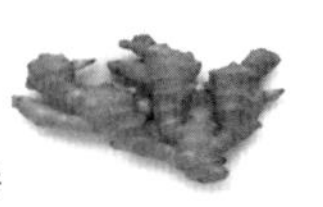



## 十、日常用藥及功效

❁ 功效 1

生薑性熱，味辛。歸脾、胃、心、肺經。功效：溫中，回陽，溫肺化飲。

薑之乾者，乾燥後發散力減弱，而溫裡之功增強，故偏治裡寒，其性能走能守，溫肺散寒而化痰飲。常用於治寒飲伏肺、咳嗽氣喘、形寒背冷、痰多清稀。

乾薑首入脾胃，以其辛熱能逐脾胃寒邪，助脾胃之陽氣。常用治脾胃寒症，症見脘腹疼痛、嘔吐泄瀉等。凡脾胃寒症，無論是外寒內侵還是陽氣不足均適用。

生薑可以泡湯喝。無事之時，可以洗淨幾塊生薑，切成薄片，放入鍋裡，小火燜湯，既祛寒，又滋養身體。

❁ 功效 2

薑是人們日常生活中不可缺少的調味品。春秋時，孔子就主張：「每食不撤薑。」意思是說，一年四季人們每天都應該吃薑。據說孔子就有每天飯後嚼薑數片的習慣。

生薑性味辛溫，有散寒發汗、化痰止咳、和胃止嘔等多種功效。

喝生薑紅糖水治感冒；生薑有「嘔家聖藥」之稱；生薑還可用於治療腸炎、痢疾等；生薑外擦對白癜風、斑禿、手癬也有一定治療效果。

民間有「早上三片薑，賽過喝參湯」及「十月生薑小人

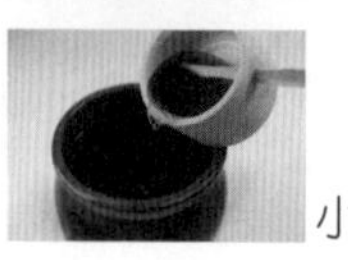
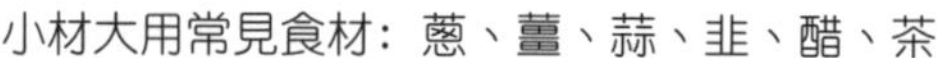


參」之說。

☸ 功效 3

俗話說：「冬吃蘿蔔夏吃薑，不用大夫開藥方。」「常吃生薑，不怕風霜。」生活中的薑除用作調味劑、小食品外，在美容、保健方面也顯示出它獨特的風味和魅力。

生髮防脫髮：用生薑濃縮萃取液或者直接用生薑塗抹頭髮，其中的薑辣素、薑烯油等成分，可以使頭部皮膚血液循環正常，促進頭皮新陳代謝，活化毛囊組織，有效地防止脫髮、白髮，刺激新發生長，並可抑制頭皮癢，強化髮根。

有人用生薑直接塗抹頭部斑禿患處，連續幾天，禿髮處可生出新髮。

含生薑成分的洗髮水，有清潔頭皮、祛除頭屑、防治脫髮等功效。特別在冬天，用來洗頭並配合頭皮按摩，感覺輕鬆暖和。而用生薑或乾薑煮水泡腳，全身氣血通暢，溫暖舒暢。

美容防衰老：生薑含一種類似水楊酸的化合物，相當於血液的稀釋劑和抗凝劑，對降血脂、降血壓、預防心肌梗死有特殊作用。因此，生薑可防衰老。

明朝《奇效良方》中記載藥方說：「一斤生薑半斤棗，二兩白鹽三兩草（甘草），丁香沉香各半兩，八兩茴香一處搗，蒸也好，煮也好，修合此藥勝似寶，每天清晨飲一杯，一世容顏長不老。」

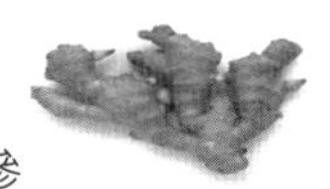



薑辣素有很強對抗脂褐素的作用，生薑切片或切絲，在沸水中浸泡 10 分鐘後，加蜂蜜調勻，每天一杯，可明顯減少老年斑；

也可以將生薑切碎拌少量的鹽長期食用，祛斑效果也不錯。

生薑對心臟、心血管有刺激作用，可以加速血液流動，促使排汗，帶走體內多餘的熱量，具有排毒、養顏、減肥的作用。以香醋浸薑製成的保健醋，酸中帶薑的香味，飯前用能開胃，助消化，軟化血管，所以受到許多人的喜愛。

❁ 功效 4

生薑治牙痛：當發生牙痛時，可取生薑一片，咬在牙痛處，即能緩解。如有必要，重複使用更好。

生薑防凍瘡：對容易發生凍瘡的皮膚，若用生薑汁反覆塗擦，能增加抗寒能力，從而避免產生凍瘡。

生薑治關節疼痛：口服適量生薑，或用生薑汁擦患處，均能使關節活動改善，疼痛明顯減輕，腫脹與僵硬症狀減少。

生薑治傷風感冒：可把生薑切絲，加入紅糖煎湯，趁熱服用之後，蓋上被子發汗，能很快痊癒。

生薑治外傷出血：將生薑燒焦研末，對傷口消毒以後，撒於患處，可迅速止血，並能減少疼痛。

# 十一、薑的治病方

## ❁ 1. 感冒

感冒時，將陳皮、紫蘇、甘草及老薑一齊煎熬服用可以痊癒。陳皮是 2 ～ 3 年以上乾燥的橘子皮，紫蘇及甘草在中藥店均可買到，只要將以上四種藥物各取 15 克，加入 500CC 的水一起煎熬，趁熱喝下可以治癒重感冒。本方適用於風寒感冒。

另：（1）梨子 1 個，生薑 25 克，均切成薄片，加水 1 碗，煎服，一次喝完，可治感冒。

（2）用蔥白 100 克、生薑 3 片，煎湯或開水沖服，可治風寒感冒。

（3）米 60 克，白茅根 30 克，生薑 3 片，每日一劑，分兩次煎服，可治感冒。

（4）紫蘇 6 克，生薑 3 片，蔥頭 1 個，每日一劑，分兩次煎服，可治風寒感冒。

（5）生薑 3 片，冰糖 30 克，水煎，趁熱服下，可治風寒感冒。

（6）生薑 3 片，秋梨 1 個。搗梨取汁，加水 1 杯，再加薑片，煎好溫服，可治感冒發熱。

## ❁ 2. 咳嗽

（1）先將兩個梅用火烤到表皮焦時為止，接著取與梅同樣數量的生薑用火烤，烤過後磨碎成薑汁，然後將薑汁和梅用

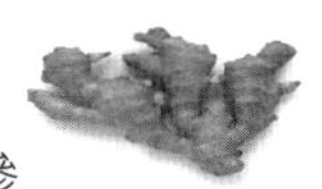



紗布擠出汁液注入碗內，再加入粗茶趁熱服用可以治療咳嗽。

（2）取大拇指大小的老薑磨成碎薑，加入蜂蜜和開水趁熱服用可治咳嗽，假如再加入蓮藕汁效果更好。

### ☸ 3. 百日咳

將蓮藕磨碎後用紗布擠出汁液注入碗內，同時加入少許的砂糖和鹽，最後摻入 5CC 薑汁，攪拌後沖開水趁熱服下可治百日咳。同時，用老薑磨成薑液後，用紗布蘸取來擦拭喉嚨將更有效果。

### ☸ 4. 發熱及虛汗

發熱時，取蘿蔔汁三小酒杯、薑汁一小杯、醬油一杯半，熱的濃茶 40CC 攪拌後飲用，可治此症。同時，在睡覺前用紗布沾熱薑汁擦拭身體，對於虛汗的治療具有功效。

### ☸ 5. 咽喉炎

患咽喉炎時，取蛋黃一個，薑汁兩三滴，少量砂糖，再泡入熱湯攪拌均勻後，趁熱喝下可以消除咽喉腫。

### ☸ 6. 肺炎

把毛巾放在臉盆內和生薑、醋一起煮，待醋燒開後取出毛巾擦胸部及背部，必要時用紗布將毛巾捆在胸部敷著，但不能綁得太緊。（注意：薑和醋的比例為 1:6）

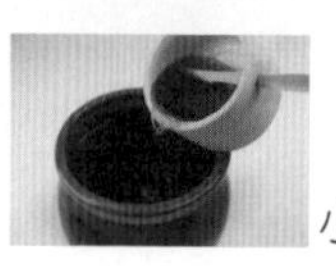



❁ 7. 支氣管炎

取兩個老薑磨碎，再用紗布擠汁，然後用紗布蘸薑汁擦拭喉嚨，必要時用不透水的膠布將沾有薑汁的紗布固定在喉部效果更佳。

❁ 8. 關節炎

把磨好的薑汁用火燒開，趁熱用紗布沾汁敷在患部，只要經常這樣做可以減輕關節炎的痛苦。

❁ 9. 神經痛

取熱薑汁來敷患部，然後用麻油塗患部，再者貼上一塊由薑、麵粉、馬鈴薯三種原料做成的薑膏，這種療法雖不能治癒神經痛，但對減輕神經痛有幫助。

❁ 10. 面部神經痛

先用薑汁敷患部，再貼上由薑、麵粉、馬鈴薯三種原料做成的薑膏，毛髮處貼不上藥膏時可用薑油擦拭。（薑油由薑汁和麻油混合製成）。

❁ 11. 風濕症

用薑汁敷患部後，貼上由薑、麵粉、馬鈴薯製成的薑膏，然後用薑油擦拭患部效果更佳。

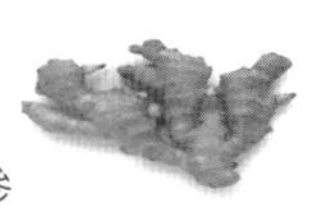



❁ 12. 痛風

病風時，取煎熬蘿蔔葉的汁和薑汁混合，然後用來擦拭患部，可以減輕痛苦。

❁ 13. 脊椎骨瘍

取 100 克老薑和 500CC 的水煮成薑湯，用毛巾沾湯敷患部，每日兩次，每次30分鐘。只要經常敷，就會減輕疼痛。

❁ 14. 膽石症

取鹹梅一個加上少量的薑汁沖熱茶服用，輕者每日 2 ～ 3 次，重者再取 250 克的老薑和 2000CC 的水熬成湯，擦拭患部後貼上由薑、麵粉、馬鈴薯製成的薑膏。

❁ 15. 肝病

肝臟發病時用薑湯敷患部再貼上薑膏可消除肝臟腫痛。若經常疼痛；可用鬼芋和生薑煮成的湯敷患部，效果也不錯。

❁ 16. 胃下垂及胃弛緩

胃弛緩即胃壁肌肉鬆弛、消化不良、食慾不振，經常會有打嗝、噁心症狀。若患此症可取 100 克的薑，加 15 克的蒼朮煎熬後服用。

❁ 17. 胃擴張

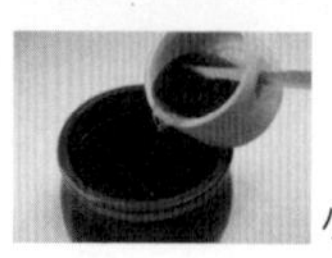



將老薑切片炒焦後置於碗內沖熱開水飲用，一日三次長期飲用效果很好。

## ❁ 18. 慢性胃炎

將老薑片炒焦後置於碗內沖熱開水，待冷卻後飲用；也可用炒過的薑和水加糖煎熬飲用，經過三週後效果即可見效。

## ❁ 19. 慢性腸炎

將老薑片置於袋內煎熬成湯，然後用薑湯坐浴（只限下半身），每次 10 分鐘，如此可以暖和全身，促進血液循環，不但可治慢性腸炎，對於肚子常出毛病的人也有一定療效。

以蘿蔔的乾葉煎熬而成的汁液加上薑汁來坐浴效果更佳。

## ❁ 20. 腹痛及胃痛

取兩個鹹梅置於碗內加上半碗的薑汁，20CC 醬油，少量砂糖，然後沖開水趁熱飲用可以止痛。胃痛時用毛巾沾薑汁擦拭患處也可減輕痛苦。

## ❁ 21. 食物中毒

食物中毒時，應採取緊急措施。假使是吃禽畜肉、魚類、菌類中毒者，應直接飲用薑汁；若吃竹荀中毒時，取 30 克

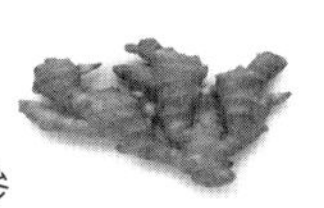



薑汁加上50克麻油飲用。

❁ 22. 瀉肚

（1）將生薑烤焦後磨成粉末，取30克薑粉和粥、湯混合飲用，對於急性瀉肚的治療效果很好。

情況相當嚴重，取薑、鹹梅、黃連、當歸、阿膠等相互混合服用也可見效。

（2）用白米和糯米混合煮成稀飯，加上少許的薑汁攪拌後食用之，若用薑汁來坐浴效果更佳。

治療此症，必須要有耐心，長期堅持。

❁ 23. 頭痛及齒痛

頭痛時，取同量的薑汁和麻油另加一點蜂蜜混合製成藥物，擦拭頭部可以治療頭痛。同樣地，將磨碎的薑汁和麵粉混合成黏狀物，牙痛時取少量貼在牙痛處可以鎮痛。

❁ 24. 鼻子不通氣

用薑、麵粉及馬鈴薯等製成的薑膏貼鼻根、鼻側、眉間、前額，都可以產生較好的效果。若鼻子不通氣時可用粗茶（煮熟後）加入少許鹽洗鼻孔，然後用棉花沾薑汁插入鼻孔擦拭，一日三次。

❁ 25. 夜尿症

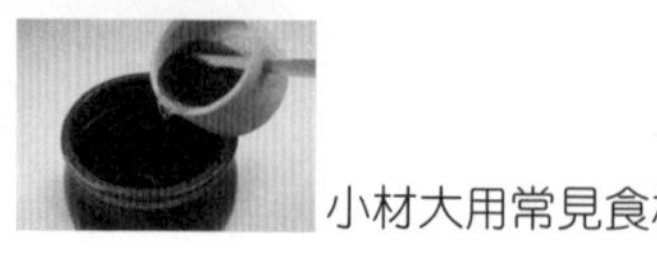



若患夜尿症，用蘿蔔乾葉煎熬的汁液和薑汁泡入溫水中坐浴，長期堅持會見效。

❁ 26. 食慾不振

把蘿蔔磨碎後加上少許薑汁攪拌後用來佐餐，對於增進食慾和幫助消化具有功效。若胃部感到堵塞、食慾不振時可吃下幾片薑，或者喝一些煎熬的薑汁均有益處。

❁ 27. 腺病質

患有腺病質的兒童只要用熱薑湯擦拭身體即可改善膚色，此法大人也可以使用。

❁ 28. 麻疹

取一湯匙的蘿蔔汁、薑汁 1 ～ 2 滴，少許的鹽和砂糖加五倍的溫開水攪拌服用。每日分三次服用，可以幫助發疹。上述藥方是 1 歲嬰幼兒的分量，若是 5 歲的兒童，分量可以加倍，10 歲者可加至四倍。

❁ 29. 孕吐

（1）取老薑和半夏煎熬，趁熱喝其汁液可以防止孕吐。一日的分量是老薑及半夏各 20 克，300CC 的水，煎熬到 150CC 時即可停火，本處方可分數次服用。

（2）生薑 9 克，陳皮 18 克，加水一碗，煮成半碗後服用。

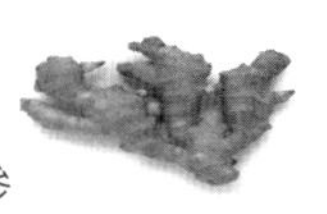



### ❁ 30. 痔瘡

取一兩老薑磨碎後放入溫水中坐浴，可以使患處感到溫暖，並且幫助血液循環，此法可以用以治療痔瘡。

每日坐浴一回，持續一段時間即可奏效。假如再加上蘿蔔煎熬的汁液效果更佳。坐浴過後，在肛門貼上薑膏，能及早痊癒。

### ❁ 31. 凍傷

（1）將生薑切片裝入布袋後置於浴池內洗澡可以療傷。將切片的薑煮成湯用來敷患處效果更佳。

（2）生薑 15 克，辣椒 15 克，白蘿蔔 30 克，水煎洗患處。

### ❁ 32. 濕疹

取蘿蔔乾葉煎熬的汁混合薑汁用以擦拭患處，大約經過一、兩週後可以完全治癒。

### ❁ 33. 斑禿 ( 鬼剃頭 )

（1）取薑汁一小杯和山茶油一起煮開後冷卻，再加入 200CC 的麻油用來擦頭皮，三日一次，兩週可以見效。

（2）用鮮薑 4 片，炒大黃 4 片熬水，待大黃柔軟時取出貼患處。

（3）以生薑擦患處，一日數次。

### ❁ 34. 膿瘡

身上出膿瘡時，取磨碎的馬鈴薯和少許薑汁混合成泥狀貼在患處即可消腫，但 3 歲以下的嬰兒皮膚較敏感，不可使用此藥。

### ❁ 35. 割傷及咬傷

割傷時，用薑汁和麻油製成的薑油或薑膏來敷患處即可。萬一被狗、老鼠及毒蟲咬傷，同樣地用薑油和薑膏來敷患處也可，但是被瘋狗咬傷必須送醫院急救。

### ❁ 36. 暈車

容易暈車的人只要在乘車、乘船之前 30 分鐘飲用熱薑汁，就可減輕暈車、暈船的症狀。若連著打嗝時，猛喝一口薑汁，馬上就可以阻止打嗝。

### ❁ 37. 中暑

中暑時，先用薑汁灌入患者口中，待恢復意識時用薑汁、蓮藕汁和溫湯製成的汁液給患者喝下，同時用薑油在其頭部擦揉，效果更好。

### ❁ 38. 肌肉僵硬

肌肉僵硬時，取磨碎的老薑加上同量的豆腐和麵粉混合成泥狀貼在患處，若乾了再換新的。如此反覆地敷貼可以使

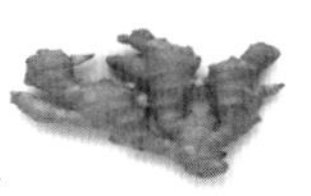



肌肉感到舒暢。

❁ 39. 嘔吐

取刨過皮的薑置於日光下曬乾後下鍋煎焦。嘔吐時，取煎焦的薑 15 克和 15 克丁香加入 200CC 的水煎熬，再用紗布過濾汁液飲用，效果奇佳。取半夏和老薑各 10 克煎熬服用也有效果。

❁ 40. 呃逆

生薑 3 片，綠茶 3 克，刀豆 10 克，紅糖 10 克，將上述藥放入保溫杯內，用開水浸泡片刻，趁熱飲服。

❁ 41. 聲嘶失音

生薑 50 克，生蘿蔔 500 克，分別搗汁，取薑汁適量，蘿蔔汁 10CC 混勻後服用。

❁ 42. 凍瘡

生薑 1 塊，放熱灰中煨熱，切開擦患處。

❁ 43. 腳癬

生薑 100 克切片，食鹽 50 克，清水兩碗，放入鍋內煮沸 10 分鐘，倒入盆裡，稍降溫後泡腳患處，每次泡半小時，輕者 3 次即癒，重者一週可根除。

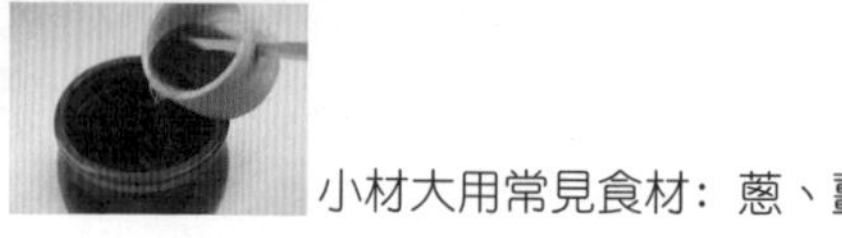


❁ 44. 高熱驚厥不語

鮮生薑 120 克，鮮橘子葉 180 克，鮮蔥 3 根，共搗呈泥狀，蒸熟貼頭頂上。

❁ 45. 嬰幼兒消化不良

先將生薑、蔥白各 6 克搗爛，再加入黃丹 3 克搗勻，敷臍部（用布固定）。

❁ 46. 月經不調

乾薑、紅糖、大棗各 30 克，水煎溫服，每日兩次。

❁ 47. 風濕病

生薑皮曬乾研末，裝瓶內備用。患者每次取薑皮末半匙，沖酒飲服，可以緩解病症。

❁ 48. 手腳麻木

生薑 60 克，老蔥 120 克，陳醋 120 克，水煎燻洗，數次可癒。

❁ 49. 寒濕痢疾

乾薑 2.4 克，艾葉 2.4 克，蘿蔔子 3 克，水煎溫服，每日三次，可治大便稀，日久不止。在採取此簡易療法的同時，應將患者送醫院診治，以免延誤。

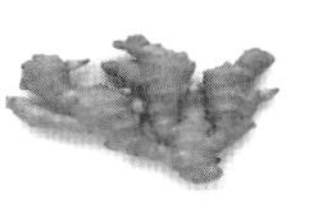



❁ 50. 瘧疾

生薑 30 克，大蒜 30 克，桃葉 7 片，搗爛，在瘧疾發作前 3 小時，敷置手部虎口處，用布包一天。

## 十二、薑的養生方

❁ 1. 涼拌子薑

子薑 30 ～ 60 克，切成細絲，加醋、鹽適量拌食；也可再加適量白糖、麻油，具有開胃和中、止嘔的作用。

❁ 2. 生薑飴糖湯

生薑 30 ～ 60 克，飴糖 30 克。加水煎成濃湯，趁溫熱飲下。有溫肺化痰、止咳的作用，用於虛寒性咳嗽多痰。

❁ 3. 紫蘇生薑湯

紫蘇葉 30 克，生薑 9 克，煎湯飲，具有發汗、解表散寒的作用，用於風寒感冒。

❁ 4. 薑糖水

生薑 9 克，紅糖適量，煎湯飲。用於傷風感冒，或冒雨涉水之後。

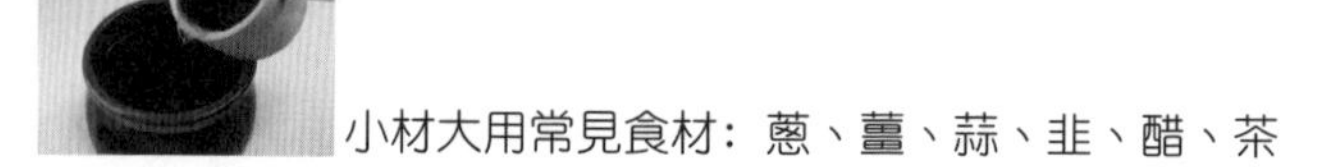



### ❁ 5. 薑糖茶

生薑 9 克，紅糖適量，紅茶少許，開水沖泡，當茶飲用，可用於冬季禦寒，尤其適用於四肢冰涼的人飲用。

### ❁ 6. 薑棗紅糖湯

生薑性微溫、味辛，古人認為「薑能助陽」，有溫肺暖胃、祛風散寒之功效；大棗氣味甘平，具有潤心肺、補五臟，治虛損的作用，紅糖性溫，能和脾暖肝。小火煨湯，能促進血液循環，起到暖身禦寒，增進睡眠的作用。

### ❁ 7. 當歸生薑羊肉湯

當歸 30 克、生薑 25 克、羊肉 ( 或牛骨 )250 克。加水適量，共燉熟加鹽調味，飲湯吃肉。本方具有溫中補虛，溫

陽散寒的功效，適用於脾腎陽虛，伴有畏寒、肢冷、自汗、面色蒼白、小便清長，大便稀薄者。

### ❁ 8. 生薑核桃杏仁湯

核桃 15 克，杏仁 10 克，冰糖 15 克，生薑 15 克。混合搗爛，每晚臨睡前服 10 克，溫開水沖服，適用於老年性咳嗽、患慢性支氣管炎者。

### ❁ 9. 生薑桑葉水

桑葉 10 克，茶葉 8 克，生薑 10 克，紅糖 15 克。水煎，

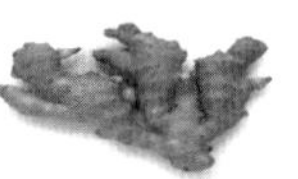
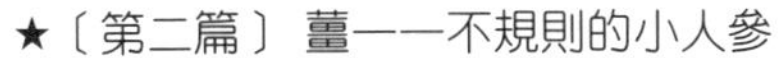


日服兩次，適用於傷風咳嗽。

❁ 10. 薑韭牛奶汁

鮮韭菜 50 ～ 150 克，生薑 20 ～ 30 克，鮮牛奶 250 克。將鮮韭菜、生薑搗碎，絞取汁液，加入鮮牛奶中，加熱煮沸即可，溫服或佐餐食用。本方溫中下氣，和胃止嘔，適用於嬰幼兒脾胃虛寒，噁心嘔吐，不思進食，噎嗝反胃者。

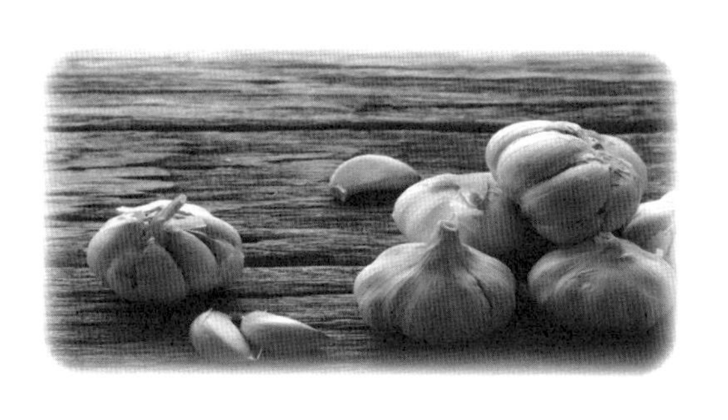

## 第三篇

## 蒜——冰清玉潔翠白璧

大蒜性溫，味辛；入脾、胃、肺經。

具有殺菌作用，大蒜中所含的蒜胺酸受大蒜酶的作用水解產生，還含多種烯丙基、丙基和甲基組成的硫醚化合物等。

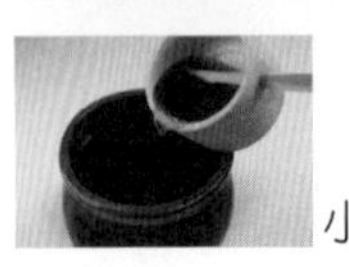
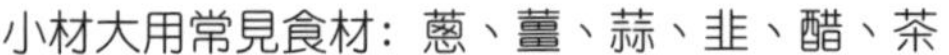


## 一、蒜的傳說

在中國先秦的烹飪史料中，烹肉時去腥味的調料有蔥、薑、芥、韭，就是沒有見到關於蒜的記載。而據漢代王逸所著的《正部》稱：「張騫使還，始得大蒜、苜蓿。」也就是說，大蒜是張騫出使西域時才傳入中國的。

張騫於西元前 138 年開始出使西域，當時西域人被稱為胡人，而宋代羅願所著的《爾雅翼》中有「胡人以大蒜塗體，愛其芳氣，又以護寒」的說法，可見古時大蒜在西域是很流行的。綜合這些史料，我們可以認為，大約是在西元前 126 年，即張騫出使西域回國的時候，大蒜正式在中國落戶。

張騫帶回的大蒜，當時被稱作「胡蒜」，而在此之前我們本土就有另一種「小蒜」。在《本草綱目》的「菜部」中，列在前面的「蒜」其實是指小蒜，又名山蒜、茆蒜。而我們現在所說的大蒜，被李時珍列在小蒜後面，名為「葫」，很可能就是因為它是從西域胡人那裡傳來的。

## 二、大蒜的基本介紹

大蒜，多年生草本植物，百合科蔥屬。6 月葉枯時採挖，除去泥沙，通風晾乾或烘烤至外皮乾燥。地下鱗莖分瓣，按皮色不同分為紫皮種和白皮種。辛辣，有刺激性氣味，可食用或供調味，也可入藥。大蒜在西漢時從西域傳入中國，經人工種植培育出獨立品種，深受大眾喜愛。

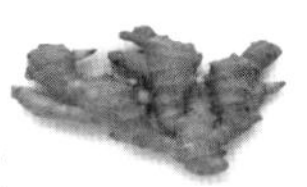



## 三、大蒜的營養價值

大蒜含揮發油約 0.2%，油中主要成分為大蒜辣素，具有殺菌作用，是大蒜中所含的蒜胺酸受大蒜酶的作用水解產生，還含多種烯丙基、丙基和甲基組成的硫醚化合物等。

## 四、大蒜的選購

❁ 1. 看顏色。

建議大家在選購的時候，挑選紫皮的大蒜，因為這種大蒜蒜味重，而且殺菌的功效要比白色的蒜更強。

❁ 2. 看外形。

一般好的大蒜是圓形的，而如果是扁的或者是缺口的則為不好的大蒜。

❁ 3. 看瓣粒。

大蒜的瓣粒要看仔細，一般情況下，如果瓣與瓣之間有明顯的弧度的話，則為好蒜。

❁ 4. 從上看。

有些大蒜飽滿度非常高，從上面就可以看得出來，這樣的大蒜都飽滿到裂開了口，一粒一粒地分散開，但靠下面的蒜還是集中在一起，這種蒜最好。

❁ 5. 用手摸。

如果有蒜瓣凹下去的話，則證明蒜瓣有可能是發黴了或者是壞了，不建議選擇凹下去的大蒜。好的大蒜，摸起來是硬的，沒有軟的感覺，如果是軟的話，則可能是快要發黴了的，或者是變質了的蒜，不建議購買。

❁ 6. 看尖頂。

有些大蒜因為儲存的方式不對，也可能是溫度高，就會導致大蒜發芽了。發芽了的大蒜，外面的蒜瓣都是空的，所以，不建議購買。

## 五、大蒜的儲存

❁ 1. 掛藏法。

大蒜收穫時，對準備掛藏的大蒜要嚴格挑選，去除那些過小、莖葉腐爛、受損傷和受潮的蒜。然後，將大蒜攤在地上晾曬，至莖葉變軟發黃，大蒜的外皮已乾。最後，選擇大小一致的50～100頭大蒜編成辮，掛在陰涼、通風、遮雨處，使其風乾儲存。

❁ 2. 堆藏法。

大蒜收穫後，去除散瓣、蟲蛀、帶有黴變及受傷的蒜。一週後，再進行一次通風。這樣反覆進行兩次，使大蒜全部

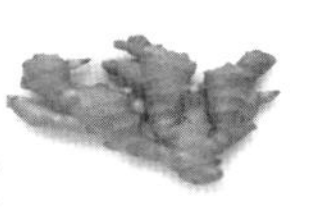

乾燥，然後轉移到室內通風處，堆放在貯藏庫或大竹筐內，保持低濕、涼爽的條件，並經常檢查。

❁ 3. 埋藏法。

埋藏溝的寬度為 1 ～ 1.5 公尺。大蒜埋藏後，不能隨時進行檢查，為避免在貯藏中的腐爛，應該在埋藏前嚴格挑選那些無病、無損傷的大蒜進行貯藏。

大蒜的埋藏一般選用糠作為覆蓋物，首先在溝底鋪一層 2 公分厚的糠，然後一層大蒜一層糠，間隔鋪形，層層堆至離地面 5 公分左右時，用糠覆蓋，不使大蒜暴露在空氣中。造成一定的密封條件，抑制大蒜的呼吸作用，降低氧氣含量，有利於貯藏環境中二氧化碳的沉積，為大蒜的貯藏提供良好條件。

## 六、大蒜的生活妙用

大蒜性溫，味辛；入脾、胃、肺經。溫中行滯，解毒殺蟲，主治脘腹冷痛、痢疾、泄瀉、肺癆、百日咳、感冒、癰癤腫毒、腸癰、癬瘡、蛇蟲咬傷、鉤蟲病、蟯蟲病、瘧疾、喉痹、水腫等病症。

蒜在我們家庭中一般扮演著「調味者」的角色，可是又有多少人知道它其實是個生活中的「萬金油」呢。

❁ 1. 家裡如果儲存豆類或是米，最怕的就是竹籃或米桶等容器裡生蟲。那麼，您不妨在這些容器裡放進幾瓣大蒜，就可以保護豆類和米長時間不生蟲。

❁ 2. 想要長時間地儲存魚乾、海帶等海產，首先要把這些海產進一步曬乾或烘乾，放進一個密封性較好的罐子裡，再在罐子裡放上幾瓣大蒜，最後把蓋子密封起來，每次需要時取出一些，海產就不會那麼容易變質了。

❁ 3. 家庭烹調使用的醬油，放置時間長了可能會變質。如果想要解決這個問題，讓醬油的保質期更長一點，您只需要剝出幾瓣大蒜，切成薄薄的蒜片，然後在醬油瓶裡放進幾小片，醬油就不容易變質了。

❁ 4. 夏季，花盆裡常會有蚯蚓悄然出現，這時可以用水澆透花盆後，把幾瓣大蒜搗爛成汁後加水稀釋，再把溶液倒入花盆裡，蚯蚓便會自動鑽出。植物上的各種害蟲，也可以用大蒜汁加水稀釋後噴灑在植株上，即可殺滅害蟲。

## 七、大蒜的功效與作用

❁ 1. 強力殺菌

大蒜中的含硫化合物具有極強的抗菌消炎作用，對多種

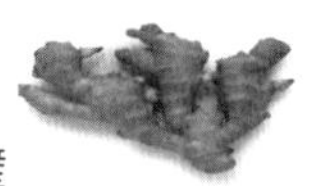
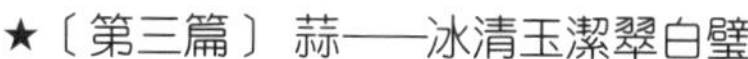


球菌、桿菌、真菌和病毒等均有抑制和殺滅作用，是目前發現的天然植物中抗菌作用最強的一種。

### ❁ 2. 防治腫瘤和癌症

大蒜中的鍺和硒等元素可抑制腫瘤細胞和癌細胞的生長。實驗發現，癌症發生率最低的人群就是血液中含硒量最高的人群。美國國家癌症組織認為，全世界最具抗癌潛力的植物中，位居榜首的是大蒜。

### ❁ 3. 排毒清腸

大蒜可有效抑制和殺死引起腸胃疾病的幽門螺桿菌等細菌病毒，清除腸胃裡有毒物質，刺激胃腸黏膜，促進食慾，加速消化。

### ❁ 4. 降低血糖

大蒜可促進胰島素的分泌，增加組織細胞對葡萄糖的吸收，迅速降低體內血糖水準，並可殺死誘發糖尿病的各種病菌，從而有效預防和治療糖尿病。

### ❁ 5. 防治心腦血管疾病

大蒜可防止心腦血管中的脂肪沉積，誘導組織內部的脂肪代謝，顯著增加纖維蛋白溶解活性，降低膽固醇，抑制血小板的聚集，降低血漿濃度，增加微動脈的擴張度，促使血

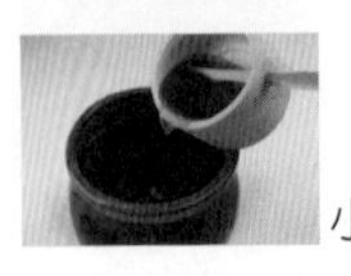



管舒張，調節血壓，增加血管的通透性，從而抑制血栓的形成和預防動脈硬化。每天吃 2 ～ 3 瓣大蒜，是降壓的最好、最簡易的辦法，大蒜可幫助保持體內酶的適當數量而避免出現高血壓。

### ❁ 6. 保護肝功能

大蒜中的微量元素硒，透過參與血液的有氧代謝，清除毒素，減輕肝臟的解毒負擔，從而達到保護肝臟的目的。

### ❁ 7. 旺盛精力

大蒜可有效補充腎臟所需的物質，改善因腎氣不足而引發的渾身無力症狀，並可促進精子的生成，使精子數量增加。

### ❁ 8. 預防感冒

大蒜中含有一種叫「硫化丙烯」的辣素，對病原菌和寄生蟲都有良好的殺滅作用，可預防感冒，減輕發燒、咳嗽、喉痛及鼻塞等感冒症狀。

## 八、大蒜的食用方法

大蒜要生吃，因為大蒜遇熱時會很快失去其功效。大蒜被碾碎後最好放置 10 ～ 15 分鐘，當大蒜素完全產生後再吃

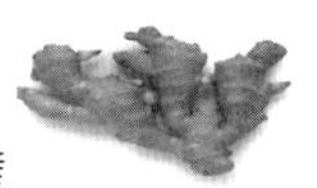

效果最好。

需要注意的是大蒜不要空腹吃，因為大蒜具有較強的刺激性和腐蝕性，會造成胃部不適。還有，就是大蒜不宜多吃，它會影響維生素 B 的吸收，這樣會對眼睛有刺激作用，引起眼瞼炎和眼結膜炎。

所以，大蒜最好每天吃一次或者隔天一次，每次 2 ～ 3 瓣。

如果害怕吃過蒜後口腔有異味，可以在吃過蒜後喝杯咖啡、牛奶或者綠茶，這樣可以產生清新口氣的作用。

## 九、吃蒜的禁忌

由於大蒜的辛辣味以及食後散發的臭味，有很多人不敢吃。大蒜生吃勝過於熟食，但烹調後效果也不差。若生食後有臭味，可飲牛奶，或口中含點茶葉，或用綠茶水漱口，均可迅速地消除異味。大蒜辛熱，若平時有胃熱口臭、青春痘、血虛目疾者不宜食用。

大蒜雖有保健治病之功效，但也有很多飲食禁忌，在食用蜂蜜的時候不可以食用大蒜，這樣很容易引起腹瀉。

## 十、蒜的治病方

大蒜性溫，是我們常用的一種調料，不僅能調味，還具

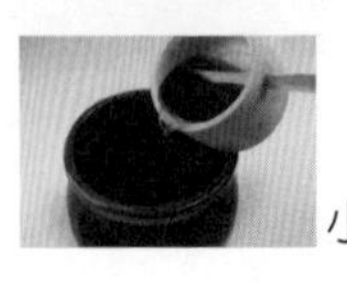



有行氣、溫中、消積、殺蟲等功效。那麼吃大蒜究竟能治療哪些疾病呢？下面一起來看看大蒜能治療的十大常見疾病。

❁ 1. 感冒

取大蒜 15 克，配蔥白、生薑各 10 克。水煎溫服，每天早、晚飯後各服 1 次，連服 2 ～ 3 天。本方適用於風寒感冒，流清涕，鼻塞不通，頭痛者。

❁ 2. 哮喘

取紫皮大蒜 600 克，紅糖 900 克。將大蒜去皮搗爛成泥狀，與紅糖共置於鍋中，加水適量，以小火熬成膏狀，每天早、晚各食 1 湯匙。本方適用於哮喘、痰涎清稀者。

❁ 3. 急、慢性氣管炎

取大蒜 10 克 ( 去皮切片 )，陳皮 30 克。共同煎水取汁，每天分兩次溫服，適用於急、慢性氣管炎以及咳痰清稀者。

❁ 4. 肺結核

取紫皮大蒜 30 克，白芨粉 3 克。先將大蒜去皮入沸水中煮 1 ～ 2 分鐘撈出 ( 以蒜表面熟裡面生為度 )，然後取米 30 克，加水與煮蒜水煮成稀粥，待粥成時，再將蒜放入稀粥內攪勻，加入白芨粉食用，每天兩次。

❁ 5. 中暑

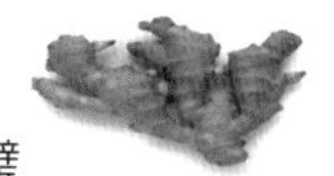


取大蒜 20 克，明礬 10 克。共同搗爛，用涼開水緩緩送服，適用於中暑上吐下瀉者。

❁ 6. 阿米巴痢疾

取大蒜適量，配製成 10% 的大蒜液 70 ～ 100CC（37℃～ 38℃）進行灌腸，每天 1 次，6 天為 1 療程。同時，每天取紫皮大蒜 1 頭，分 3 次生吃。

❁ 7. 百日咳

取大蒜適量，配製成 20% 的大蒜浸液 ( 加適量食糖 )。5 歲以上兒童每次服 15CC，5 歲以下兒童酌減，每天 8 ～ 10 次。一般服藥後 3 ～ 4 天症狀減輕，痙攣性咳嗽和嘔吐逐漸停止。

❁ 8. 高血壓

取大蒜瓣適量，放在糖醋中浸泡 5 ～ 7 天。每次飯前空腹吃 2 ～ 3 瓣，同時飲服糖醋汁少許，連續服用 15 天左右。

❁ 9. 高血脂

取大蒜適量，搗汁或加牛奶適量口服，適用於高脂血症以及痰濕偏盛者。

❁ 10. 產後中風

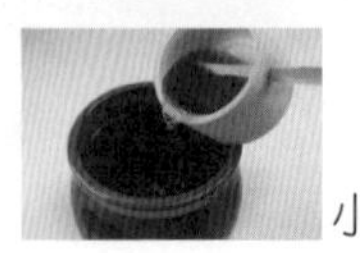


取大蒜適量煎水，待溫灌服，即可甦醒。

## 十一、蒜的養生方

大蒜除治療上述疾病外，還是一種養生健身的佳品。現代醫學研究證實，大蒜含有豐富的蛋白質、脂肪、維生素及鐵、硒等微量元素，其中尤以蒜辣素、芳香醇等有益成分著稱。

日本人研究發現，大蒜所含的鍺可防止癌細胞擴散，大蒜中所含的硒還可以降低腫瘤的發生機率。

因此，平時常食用大蒜，不僅可以防治癌症，而且還能降膽固醇、降血壓、降血糖，促進飲食增加，進而增強體力，緩解工作壓力所造成的緊張、疲勞，避免臟腑功能衰退而延年益壽。

### ❁ 1. 大蒜清水煮白湯，預防感冒是良方

大蒜 250 克，剝皮，用刀拍碎，加 1000CC 水煎湯，每日服三次，每次一小杯。

### ❁ 2. 治療風寒

（1）醋泡大蒜和生薑，治療風寒是秘方

醋 500CC，大蒜、薑各 150 克，將大蒜、薑切片，放入醋中浸泡 1 個月以上。食用時可佐餐，對治療感冒有益。

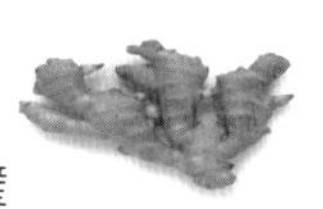



（2）口含生大蒜，風寒好一半

將大蒜含在口中，並以舌頭運動促進生津，咽下，反覆進行數次，待大蒜無味後吐出。對感冒初起、風寒咳嗽大有益處。

（3）牛膝蒜醋麵，塗抹解風寒

牛膝120克，大蒜、蔥、薑各500克榨汁，食醋100克，麵粉50克，將蒜蔥薑汁加醋汁調入麵粉，牛膝慢火熬成膏，塗抹在患處，可治受風痠痛，肩部有寒氣。

（4）大蒜塞鼻中，解熱又祛風

用一瓣大蒜，塞入鼻孔中約20分鐘，可治流感，非常見效。

（5）蒜薑檸檬泡酒，感冒風寒驅走

大蒜400克，生薑150克，檸檬3個，蜂蜜70CC，白酒800CC，大蒜略蒸或煮一下去除蒜臭味，切片，薑、檸檬切片後泡在酒中三個月後可飲用。祛風散寒解表，主治風寒性感冒。

（6）大蒜蔥辣湯，驅寒是良方

大蒜50克，蔥白50克，辣椒30克，生薑50克，大蒜切片，薑切絲，蔥切段，放入鍋中煮5分鐘。趁熱飲服，祛寒解表。

❁ 3. 蒜薑薄荷膏，祛風治感冒

大蒜50克，生薑50克，薄荷25克，將三味藥砸成泥，調如膏狀，裝瓶備用。感冒時取藥膏適量，以紗布包，敷於肚臍，膠布固定，每日更換一次。

❁ 4. 蒜湯煮胎盤，止咳又平喘

大蒜 50 克，胎盤 1 個，淮山藥 30 克，紅棗 7 個，生薑 10 克，白酒適量，胎盤洗淨後沸水焯過，加入大蒜、淮山藥、紅棗、生薑、白酒用砂鍋溫火慢燉，略加少許鹽。分兩次服用，可止咳定喘。

❁ 5. 蜂蜜蒜，定哮喘

大蒜 50 克，蜂蜜 30 克。將大蒜剝皮洗淨切成蒜片，同蜂蜜放入碗中隔水蒸熟，每日一劑，專治哮喘。

❁ 6. 平喘鎮咳

（1）大蒜粥，治肺癆，平喘鎮咳有療效

大蒜同米熬粥，每天早晚服用，可治乾咳，對心血管、降血壓、降血脂都大有益處。

（2）大蒜芒硝外敷膏，治療肺病見療效

大蒜 100 克，大黃 100 克，芒硝 50 克，醋適量。將大蒜、大黃、芒硝搗碎，製成膏狀，裝入三層的紗布袋裡，外敷肺俞穴及胸背部，每次兩個小時，可治療肺膿腫。

（3）肺癆咳嗽慢性病，百部蒜茶能管用

大蒜 50 克，百部 15 克，紫菀 9 克，將百部、紫菀用水

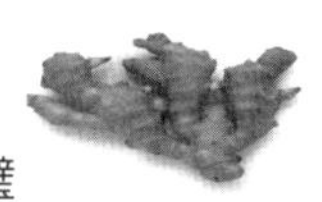



煎、大蒜搗泥取汁兌入當茶常服用，半個月見效，對肺癆、咳嗽均有療效。

### ❁ 7. 清肺

（1）大蒜白蘞白艾煎，清肺效果很靈驗

大蒜500克，白蘞30克，白艾30克。將三味藥入壺中加3000CC水煎。取長約一公尺的硬橡皮管，患者可透過硬橡皮管，插入壺嘴中，緩慢吸吮其蒸氣，每次一個小時。

（2）蒜香芥菜粥，宣肺能益壽

大蒜、芥菜同米同熬粥，每天早晨食用，有宣肺和胃的功效，持續食用，延年益壽。

（3）大蒜鮮藕鮮搾梨，滋陰清肺補中氣

大蒜250克，鮮藕500克，梨250克，將各原料分別洗淨榨出汁液混合在一起，每日一次，滋陰補氣又清肺，有良好的保健作用。

### ❁ 8. 肺結核病並不難治，長期服用蒜糖五味子

大蒜250克，五味子125克，紅糖50克。將五味子水煎兩次，去渣取汁與紅糖、大蒜共入瓶中加蓋密封半個月，每日食蒜數瓣，飲汁少許，長期服用，肺結核病症會減輕。

### ❁ 9. 大蒜白芷做藥貼，減少肺痛加艾葉

大蒜250克，細辛、白芷、艾葉各100克。大蒜搗成泥，

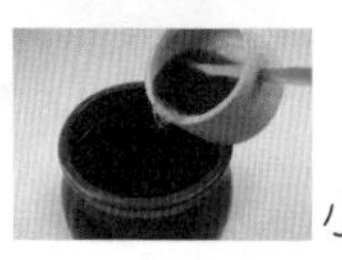



三味藥研成末，用大蒜泥調勻，用紗布包好，敷於胸部疼痛處，能減輕肺病痛苦。

❁ 10. 治氣管

（1）陳皮煎大蒜，治療氣管炎

陳皮 15 克，大蒜 50 克。將大蒜、陳皮切碎加入水煎服，去渣留汁，分兩次服用，適用於氣管炎症。

（2）大蒜牛肺飯，治療氣管炎

大蒜 30 克，牛肺 200 克，薑汁 10CC，米適量。將牛肺切成小塊，與米、大蒜焖成米飯，出鍋後加入薑汁拌勻，定量食用，可治慢性氣管炎。

（3）大蒜豬苦膽，治療氣管炎。

大蒜 50 克，豬膽 6 個。先將鮮豬膽洗淨，切開取膽汁，大蒜砸碎成泥，按 3　1 的比例（即 3 份豬膽，1 份大蒜）將豬膽和大蒜拌在一起，24 小時後烘乾，研成末裝入膠囊中製成藥。每次服 1 克，每日三次，飯後服用，治療支氣管炎有特效。

（4）紅糖醋汁醃蒜瓣，治療慢性氣管炎。

紅糖 100 克，醋 250 克，大蒜 250 克。將紅糖、醋和搗碎的大蒜一起浸泡 7 天。每天三次，每次 10CC。

（5）大蒜橘餅煮成湯，支氣管炎小秘方。

大蒜 30 克，橘餅 30 克。將兩味藥切碎，加入適量水煮，去渣飲服。每日一劑，分兩次服用。

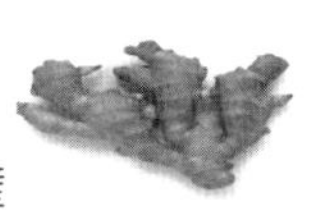



### ❁ 11. 養胃

（1）大蒜玉米糖醋粥，養心健康保長壽。

玉米 50 克，大蒜 6 瓣，糖醋適量。將蒜先放入糖醋中浸泡一天，玉米麵熬粥，最後放入醋泡的蒜，煮片刻即好。每天持續服用，連服數日，對養心健胃，食療養生有益。

### ❁ 12. 大蒜豬心朱砂湯，主治心悸和心慌。

大蒜 100 克，豬心一個，朱砂 9 克。把豬心洗淨，朱砂放入豬心內同大蒜一起燉熟。趁熱吃豬心喝湯，治療心悸、心慌、心跳不安症。

### ❁ 13. 降高血壓

（1）糖醋蒜湯，降壓良方。

大蒜 100 克，糖 50 克，醋 750 克。以糖醋泡蒜數日，每天早晨空腹吃糖蒜 1 ～ 2 粒，並喝一點糖醋汁，15 日為一個療程。

（2）大蒜熬稀飯，降壓真靈驗。

熬米稀飯時加入適量大蒜，有降血壓功能。

（3）綠豆大蒜湯，降壓是良方。

大蒜 150 克，綠豆 100 克，冰糖適量。大蒜、綠豆同煮，待綠豆熬至開花時，加入冰糖即可食用，每日數次，也可降血壓。

（4）大蒜芹菜湯，降壓是偏方。

大蒜 10 克，芹菜 100 克，蔥頭 5 克，荸薺 5 個。將以上各料加水煮湯。每日一次，有降血壓作用。

（5）大蒜決明茶，常服降血壓。

大蒜適量，決明子 15 克，兩味藥同煎煮水當茶飲用。常服有降血壓的效果。

❁ 14. 蒜拌黃瓜吃，能治高血脂。

以蒜泥拌黃瓜吃，每日堅持，能降血脂。

❁ 15. 大蒜精油，降脂最優。

從大蒜中提取的精油，降脂靈驗，目前市場中有售，即大蒜油膠囊。

❁ 16. 治胃腸

（1）大蒜敷湧泉，能治腸胃炎。

大蒜 150 克，搗爛成泥，敷於足部湧泉穴，每日一次，治療腸胃炎。

（2）大蒜泥熬白麵湯，治療腸胃是良方。

大蒜 50 克，搗爛成泥，加入熬好的白麵湯內，服用後休息，可治腸胃炎。

❁ 17. 羊肉燉大蒜，治療胃痙攣。

羊肉去油脂，與大蒜同燉，喝湯，吃肉食蒜，可治療胃

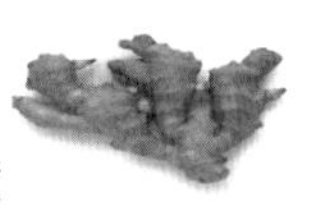



痙攣。

❁ 18. 大蒜魚頭豆腐湯，利膽和胃保健康。

大蒜 100 克，鮮魚頭 500 克，豆腐 100 克，小火燉並加入調料，飲湯食料，利膽和胃。大蒜辛溫，歸脾胃肺經，因此，既有食用也有藥用的功能。

❁ 19. 生薑醋蒜，可治胃酸。

生薑 100 克，大蒜 100 克，醋 500 克。將大蒜、生薑洗淨切片，放入食醋中浸泡 30 天以上。如有胃酸過多症取醋汁飲用，也可治慢性胃炎、胃痛。

❁ 20. 大蒜水煮熟，食用胃舒服。

大蒜 200 克。大蒜剝皮，用水煮熟，飲湯吃蒜，可治胃痛、胃脹。

❁ 21. 大蒜黃鱔，暖胃治脹。

大蒜 100 克，黃鱔 250 克。黃鱔洗淨宰殺，剔骨切片，大蒜切片與之同炒。佐餐食用，減緩胃疼。

❁ 22. 大蒜明礬，能治腸炎。

大蒜 25 克，明礬 5 克，明礬研成細粉，開水沖化。取清汁服用，可治急性腸胃炎。

❁ 23. 蒜蜜同飲，專治噁心。

大蒜 150 克，煮熟，蜂蜜 50 克，以開水沖服，食大蒜，喝蜂蜜水，專治噁心、嘔吐。

❁ 24. 神曲大蒜是良方，專治積食和腹脹。

大蒜 30 克，神曲 15 克。將二者水煎，加入一小杯白酒飲服，治療積食、腹脹。

❁ 25. 大蒜煨鯽魚，食療補腎虛。

鯽魚去鱗去腮去內臟，將腹內洗淨塞入大蒜，用荷葉包好，放在火上煨熟食用，強身補虛，治療腎炎。

❁ 26. 治療腎炎

（1）瓜皮砂仁配大蒜，治療腎炎試試看。

大蒜 350 克，西瓜皮、砂仁各 125 克。取一個西瓜，從瓜蒂處切一刀，挖出瓜瓤，把大蒜切片後同砂仁一起放入瓜皮中，再蓋好，取砂鍋或罐裝入西瓜，瓜瓤中略加些白糖，隔水煮數小時後停火，次日開罐，將大蒜、砂仁、瓜皮搗碎食之，每日服三次，有利尿、治急性腎炎的功效。

（2）蓖麻蒜泥敷湧泉，持續耐心治腎炎。

蓖麻籽 60 克，大蒜 30 克，搗成泥，用紗布包好，壓成餅狀，每天晚上敷在雙腳心湧泉穴，用膠布固定，晚上敷早晨去掉，7 天一個療程，持續耐心可治療慢性腎炎。

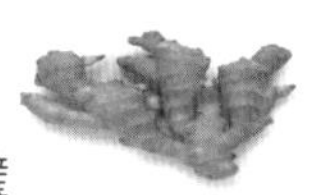
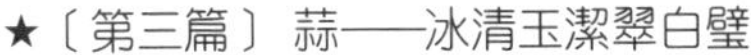


❁ 27. 甲魚大蒜豆腐皮湯，滋養肝腎促健康。

甲魚 1 隻，大蒜 100 克，豆腐皮 60 克，甲魚去膛燉湯，放入豆腐皮、大蒜，食肉喝湯，理氣和胃，滋養肝腎。

❁ 28. 大蒜蒸冬瓜，利尿好方法。

大蒜放入冬瓜中，大鍋蒸熟，取汁飲用，利尿消炎，用於治療腎病。

❁ 29. 金櫻子大蒜加蛋，改變遺尿壞習慣。

金櫻子 10 克，大蒜 10 克，雞蛋 1 個。先將雞蛋放入有金櫻子、大蒜的水中煮熟，剝去蛋殼後再煮三分鐘，喝湯吃蛋。每日一次，嬰幼兒夜間遺尿的毛病即可見效。

❁ 30. 羊肉大蒜黑豆湯，補氣健體又壯陽。

大蒜 50 克，黑豆 50 克，羊肉 500 克。羊肉切成塊。黑豆用水浸泡後與羊肉入鍋燉，同時加入大蒜，燉熟吃肉喝湯，每日 2 次，長期服用，強身壯陽。

❁ 31. 強精補腎

（1）大蒜韭菜炒蠶蛹，堅持食用強腎精。

大蒜 100 克，韭菜 100 克，蠶蛹 150 克。將鍋中放入油，先煸炒大蒜再放入蠶蛹，最後放入韭菜，加入調料佐餐食用，可治早洩，強精固體。

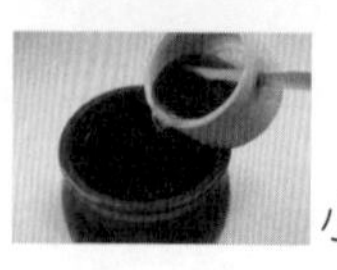



（2）大蒜核桃配豬腰，強精補腎是好招。

大蒜、核桃仁各50克，豬腰兩個。豬腰切丁，洗淨後用沸水焯一下，同大蒜、核桃仁一起燉爛，吃豬腰、核桃仁，每日一次，長期服用，強精補腎。

（3）大蒜煎蝦仁，補精又填髓。

大蒜100克，蝦仁250克，大火煎炒大蒜和蝦仁，並放入調料，以菜餚享用，有食補效用。

（4）大蒜絲瓜湯，補腎又壯陽。

大蒜50克，絲瓜250克，蜂蜜30克，絲瓜洗淨切片，與大蒜煮湯，加入蜂蜜飲用，每日一次，有補腎強精的功效。

（5）砂仁大蒜鯽魚，強胃健脾補虛。

鯽魚1000克，大蒜200克，砂仁10克，陳皮6克，蓽撥6克。鯽魚去鱗、去腮、去內臟，洗淨瀝去水，過油 一遍，鍋中放油，蔥、薑熗鍋放入湯，放入炸好的鯽魚和大蒜、砂仁等，燉20分鐘，魚可食，湯可飲，有強胃健脾、補虛的功效。

❁ 32. 治療瀉肚

（1）大蒜白朮車前湯，治療腹瀉是秘方。

大蒜30克，白朮30克，車前子15克，三味藥炒後放入清水中煎湯，每日一劑，早晚服用，對腹瀉有療效。

（2）糖蒜煮茶，暖肚止下。

紅糖30克，大蒜50克，鮮茶葉30克。先把大蒜搗爛，

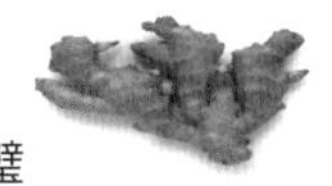



用沸水沖化紅糖並加入茶葉，最後放入搗爛的蒜，待溫時當茶飲，一日三次，治肚痛、瀉肚。

（3）蒜椒外敷，治療瀉肚。

大蒜 50 克，胡椒 30 克，將二者搗成泥製成餅狀，敷在肚臍上，治療寒瀉十分靈驗。

（4）大蒜配朱砂，治瀉頂呱呱。

大蒜 50 克，朱砂 30 克，將二者同搗成泥，用紗布包兩層，外敷貼在湧泉穴，可治瀉症。

### ☸ 33. 大蒜砂仁西瓜，治療肚脹最佳。

大蒜 50 克，砂仁 120 克，西瓜 1 個，將三味藥入砂鍋同煮，一天一劑，三次分服，治肚脹。

### ☸ 34. 鱉甲蒜湯，能治腹脹。

大蒜 30 克，鱉甲 50 克，放入鍋中水煮，每日一劑，分兩次服用，治療腹脹。

### ☸ 35. 蒜製紅丸藥，治脾有奇效。

大蒜 400 克，丁香、木香、沉香、砂仁、青皮、陳皮、草果、牽牛各 30 克，白茯苓、人參各 15 克。將以上各藥共研為細末，大蒜研成泥，細紗布擠出蒜汁，拌藥末製成藥丸，大小與花椒粒相同，每次服 12 丸，每日服三次，服藥期間忌生冷、葷食。

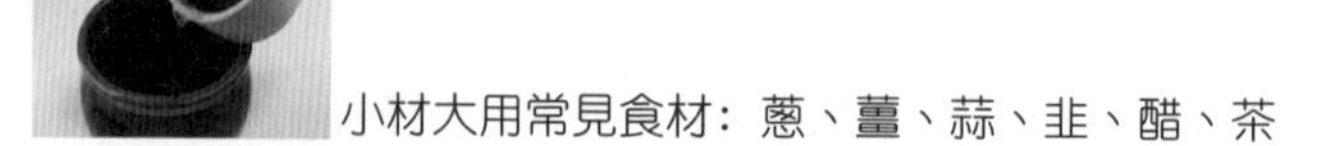


## ❁ 36. 治療糖尿病

（1）大蒜豬胰煎湯用，輔助治療糖尿病。

大蒜 50 克，豬胰 1 個，花粉、葛根各 30 克。將三味藥用砂鍋煮湯，對糖尿病患者大有益處。

（2）大蒜天天用，有益糖尿病。

每天食用適量的大蒜，可降低血糖濃度。大蒜降血糖已被科學論證，大蒜對血液病症有益也已是大眾所知的，因此，糖尿病患者常食用大蒜對治療病症有特效，對冠心病、腦血栓等也有較好的預防作用。

（3）大蒜沏鹹茶，降糖有辦法。

大蒜 60 克，茶葉 10 克，鹽少許，大蒜搗成蒜泥，同茶葉加少許鹽一起微火炒制 5 分鐘後，用開水沏後飲用，可以降低血糖，同時對腸胃病也有益處。

## ❁ 37. 大蒜草藥綜合飲，糖尿病患保健品。

大蒜 50 克，紫蘇葉 10 克，芹菜、胡椒草各 10 克，生菜、油菜 30 克，小蘋果 1 個，檸檬半個。將各料洗淨用榨汁機榨出鮮汁飲用，有扶正養陰，降低血糖的作用。

## ❁ 38. 治療頭疼

（1）頭疼不算病，大蒜起作用。

將大蒜搗成泥，取蒜汁，滴入鼻腔中 2 ～ 3 滴，頭痛症狀可立即減輕。

（2）貼上蒜芥膏，頭疼就能好。

白芥子、大蒜搗成泥，製成膏貼在患處，可治病，減少痛苦。對頭暈、胸懣者也有益處。

❁ 39. 大蒜真叫行，能治中風症。

大蒜搗成泥，塗於患者牙根上，能治療中風不語，屬於民間偏方，試試無妨。

❁ 40. 大蒜保健酒，可解失眠愁。

大蒜 100 克，白酒 500CC，冰糖 90 克，大蒜瓣蒸熟同冰糖一起放入白酒中，密封三十天後可分次飲用，可治神經衰弱，食慾不振，但不可過量飲用。

❁ 41. 蘿蔔大蒜，治療鼻炎。

白蘿蔔、大蒜搗爛取汁，分早晚兩次滴入鼻孔中，7 天為一個療程，治療鼻炎有效。

❁ 42. 大蒜治牙疼，敷上就管用。

牙疼是常見的症狀，取大蒜與黑棗肉搗成泥，貼在患處，使口水流出，止疼效果好。

❁ 43. 青春痘，使人煩，大蒜美容解困難。

青春期臉上易起粉刺，如果不注意就會留下疤痕，因此青春期的青春痘要加倍重視，若臉上出現粉刺，取幾瓣大蒜，切成片，以大蒜輕擦粉刺後，把蒜片貼於患處，粉刺會慢慢消退。

❁ 44. 皮癬頭癬，大蒜除患。

癬症屬於皮膚病，除了外用藥可治，大蒜偏方也可治療。取大蒜泥加入凡士林，製成軟膏，塗在患處，日夜各一次，可治癬症。

另外大蒜同陳醋、花椒粒、酸杏仁製成膏，也是治癬秘方。

❁ 45. 脫髮斑禿好痛苦，大蒜砸泥能修補。

人們出現脫髮、斑禿一是血熱引起，二是脾濕造成，因此出現病狀要引起重視，大蒜秘方可增髮補髮，需耐心治療，取大蒜兩頭，搗成泥，加入甘油，調勻後每日數次塗在患處，有療效。

❁ 46. 大蒜加上野菊花，預防腦炎效果佳。

腦膜炎，多為急性病，初期與上呼吸道感染相似，出現高燒和劇烈頭痛等症狀，服用大蒜野菊花可預防。大蒜 60 克，野菊花 30 克，水煮成湯，漱口，每日數次，湯也可服用。

❁ 47. 大蒜當歸燉豬心，治療失眠和頭暈。

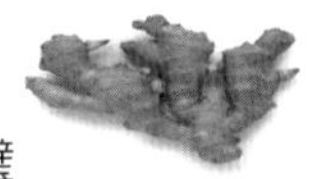



大蒜 50 克，黨參 50 克，當歸 10 克，豬心 1 個。豬心洗淨後切成塊，與大蒜、黨參、當歸同燉熟爛，加入調味，每日一劑，持續一週，失眠症即可以消失，頭暈病見好。

❁ 48. 大楓子煮蒜，蕁麻疹消散。

大楓子 30 克，大蒜 15 克。將兩種藥砸成泥，加水煮 5 分鐘，取汁，塗抹在患處。每日一次，蕁麻疹即可消失。

❁ 49. 馬鈴薯泥配大蒜糊，神經皮炎可消除。

大蒜 150 克，鮮生地葉、馬鈴薯各 120 克，陳醋適量。將大蒜、鮮生地葉、馬鈴薯搗成泥，加陳醋調成糊，取棉籤蘸藥液塗在患處，並反覆摩擦，每日三次，神經處皮炎即可消除。

❁ 50. 大蒜蔥白加蓖麻，治療皮炎好辦法。

大蒜 25 克，蔥白 7 根，白糖 15 克，冰片 1.5 克，蓖麻子 15 克，將各料搗成泥狀，塗在患處，對神經性皮炎有療效。

❁ 51. 蒜艾菖蒲藥包，預防小孩感冒。

大蒜 10 克，艾葉 30 克，薄荷葉 20 克，大青葉，石菖蒲各 12 克，將上述各料混合搗爛，製成藥包，放在小孩枕邊或掛在小孩胸前，可預防感冒。

❁ 52. 小兒厭食病症，陳皮蒜漿有用。

大蒜 50 克，陳皮糖漿 30CC。大蒜搗爛，用紗布過濾，每10CC蒜汁中加入涼白開水70CC，再加入20CC陳皮糖漿，搖勻服用，專治小兒厭食症。

❁ 53. 大蒜乳香煎成湯，小兒夜啼是秘方。

大蒜 50 克，乳香 1.5 克，將大蒜切片煨乾，同乳香研成末，加入水煎煮後，讓幼兒喝其湯，可治小兒夜啼，達到行氣活血，宣竅通閉的作用。

❁ 54. 食蟹中毒後，大蒜驅毒走。

食蟹中毒後會有嘔吐、腹痛、腹瀉的症狀，嚴重者有生命危險，應立即到醫院治療，期間可取大蒜搗成泥，取蒜汁飲下，加入薑汁同飲效果更佳。

❁ 55. 米麵中毒後，蒜汁解憂愁。

吃了發黴的米麵易引起食物中毒。如果發生中毒後，立即取大蒜加少許鹽搗爛，取蒜汁服用，可以減緩病痛，及時到醫院治療。

❁ 56. 蜂蜜大蒜，治癬靈驗。

大蒜搗泥拌蜂蜜敷於患處，每日一次，癬痛自然除去。

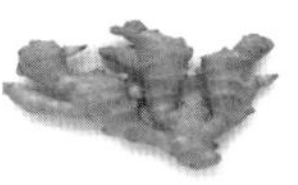
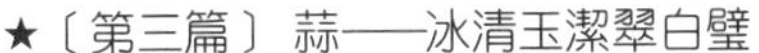


❁ 57. 破傷風，最煩心，蒜仙方，是剋星。

大蒜 10 克，香油 3 克，威靈仙 15 克，三味藥搗成泥用熱酒沖服，發出熱汗，毒氣可散。

❁ 58. 大蒜配黃連，治療前列腺。

小檗鹼 40CC，大蒜汁 40CC，將兩種藥混合對病人進行灌腸，每日一次，每次 3 ～ 5 分鐘，12 次為一個療程，大蒜汁、小檗鹼都有較強的殺菌消炎作用，透過灌腸，藥物直接進入前列腺患病處，有獨特的治療之效。

❁ 59. 患有結核病，大蒜真管用。

大蒜 100 克，鴨蛋兩個，二者加水一起煮，待鴨蛋熟後去殼後再煮，飲湯食蛋，效果明顯。本方屬於民間偏方。

❁ 60. 獨蒜方，治痔瘡。

獨頭蒜搗成泥，用紗布包後直伸入肛門內，定期治療，痔瘡即可痊癒。

❁ 61. 痛經真難受，大蒜排憂愁。

民間小偏方，治療效果好。婦女痛經，以大蒜泥取汁，用棉球蘸蒜汁後塞入耳孔中，可立刻見效。

❁ 62. 治哮喘、咳喘

（1）蒜汁加蜂蜜，止咳最有利。

大蒜搗爛成泥，放入鍋中煮成開水，加入蜂蜜同飲，可止咳。

（2）大蒜瓜秧，止咳良方。

大蒜30克，絲瓜秧、冬瓜秧、南瓜秧各30克，前胡、甘草各30克，取秋季瓜秧最好，將瓜秧汁榨出。取700CC，石膏90克，大蒜、前胡、甘草、石膏用紗布包好，放入瓜秧汁，入蒸鍋隔水蒸。每月可服用兩次，每次50CC，治哮喘、咳喘，慢性氣管炎。

### ❁ 63. 紅豆加大蒜，常飲身體健。

紅豆熬湯，加入兩頭大蒜，喝湯食豆，利尿，去浮腫，消除疲勞效果好，男性經常飲用，有利於身體健康。

### ❁ 64. 大蒜炒鮮薑，排毒是妙方。

大蒜100克，鮮薑100克，蒜切片、薑切絲，入炒鍋炒熟，當菜食用，有發表驅寒，殺菌消積排毒之功效。

### ❁ 65. 大蒜天天用，長壽防癌症。

大蒜不僅有殺菌作用，而且有抗癌功能。大蒜素中含有人體所需補充的微量元素硒，對預防和治療心血管疾病有益處，有助於減少癌症的發病率。

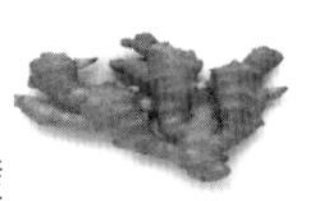



❁ 66. 逆氣、止血

（1）蒜湯煎荷葉，平逆能止血。

大蒜 50 克，荷葉 20 克，艾葉 20 克，側柏葉 20 克，鮮生地 20 克，將各種材料混合一起搗成泥，以水煎服，可平逆氣、止血。

（2）旱蓮大蒜膏，止血有療效。

大蒜 50 克，鮮旱蓮草、鮮小薊各 6 棵，百草霜 15 克。將各料搗爛成泥調成膏狀。有吐血症可取膏敷肚臍和湧泉穴，外加紗布包好，每日換藥 3 次。

❁ 67. 蛇皮大蒜花椒膏，治療風濕效果好。

大蒜、花椒、生薑各 120 克，蛇皮 1 條，香油 250 克，黃丹 180 克，將各料放入香油中加溫，使各料浸出汁液，濾去渣體，加入黃丹，熬成膏狀，貼於患處或疼痛部位，對風濕症、偏寒症有明顯效果。

❁ 68. 大蒜雞爪花生，治療腳氣水腫。

大蒜 100 克，雞爪 200 克，花生米 200 克。雞爪洗淨，花生米泡後同大蒜一起加入佐料煮熟食用，對腳氣、水腫有益。

❁ 69. 大蒜蛋清糊，消腫治丹毒。

大蒜 50 克，雞蛋 2 個，紅小豆麵。將大蒜搗爛成蒜泥，加入雞蛋清和紅小豆麵調成糊狀，塗在患處可消腫，治瘡癬和丹毒症。

❁ 70. 蒜炒黃豆羹，口服治中風。

大蒜 50 克，炒黃豆 50 克。將大蒜和炒黃豆放入鍋中微煮至黃豆軟爛成糊狀，口服。每日空腹服用，可治老年中風。

❁ 71. 鯉魚大蒜上鍋蒸，利水利尿消浮腫。

鯉魚一條，大蒜 50 克，皂礬 1.5 克，松蘿茶 9 克。將鯉魚去鱗去腮去膛及內臟，把大蒜、皂礬、松蘿茶裝入魚腹，上鍋蒸熟爛，趁熱將魚肉、大蒜、茶一同吃下，可消全身浮腫。此方忌鹽。

❁ 72. 蒜醋一同煎，排膿又消炎。

大蒜 50 克，醋 100 克。大蒜去皮搗爛，用醋煎 10 分鐘，治肺膿腫。每日兩次，具有殺菌、消炎、排膿等功效。

❁ 73. 玄明粉蒜貼，闌尾痛可解。

大蒜 200 克，玄明粉 100 克。將大蒜搗成泥，同玄明粉調成糊狀，製成蒜貼。在闌尾痛處塗醋後，再敷上蒜貼，用紗布蓋住，50 分鐘可解除闌尾疼痛。

❁ 74. 檳榔鱉蒜湯，肝病是偏方。

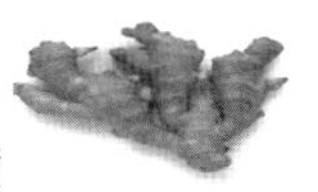

大蒜 30 克，檳榔 30 克，鱉一隻。將鱉宰殺去內臟，把大蒜、檳榔同鱉燉湯。食肉喝湯，連服 5 次可治肝腹水。

### ☸ 75. 治療痢疾

（1）大蒜金銀花茶飲，治療痢疾相當穩。

大蒜 10 克，金銀花 6 克，甘草 2 克，大蒜搗成泥同金銀花、甘草一起用開水浸泡，加入適量的糖代茶飲用，療效快。

（2）大蒜辣椒葉，瘧疾不過夜。

大蒜 75 克，辣椒葉 60 克。將大蒜與辣椒葉同煎煮取汁，連服數次即可見效。

### ☸ 76. 消腫去脹氣

（1）大蒜童子雞，消脹能排氣。

大蒜 100 克，童子雞 1 隻。將雞宰殺，去內臟，把大蒜放入雞膛內，放進碗中隔水蒸熟。每天定時食用，可消肚脹。

（2）花生棗蒜劑，消腫去脹氣。

花生 125 克，紅棗 10 枚，大蒜 30 克。將花生米泡後，同大棗、蒜片同炒後加水煮至爛熟。每日分三次服用，消浮腫，解脅脹。

### ☸ 77. 蒼耳子蒜蛋，服用益乳腺。

蒼耳子仁 7 粒，大蒜兩頭，雞蛋兩個。將蒼耳子仁搗爛，大蒜砸成泥，與雞蛋調勻入鍋炒熟佐餐食用，可治療乳腺炎。

❁ 78. 醋蒜雞，補體虛。

食醋 1500CC，大蒜 30 克，母雞 1 隻。將母雞去內臟洗淨，用醋煮熟爛，同時加入大蒜，分次食用雞肉，可補體虛治哮喘。

❁ 79. 腿肚轉筋別著急，取出大蒜來幫你。

大蒜 50 克，加點鹽砸成泥狀，擦腳心至發熱，同時以細紗布包蒜泥，敷在肚臍上，可減少痛苦。

❁ 80. 清淡大蒜飲，上乘保健品。

大蒜 200 克，蜂蜜 100 克，白酒 500 克，雞蛋黃 50 克，芝麻 50 克。將大蒜搗成泥，同雞蛋黃一起攪拌均勻，用小火焙乾，芝麻炒香研成細末加入酒中，同時兌入蜂蜜攪拌均勻，放入陰涼處，六個月後飲用，呈淡茶色蒜汁清液，而此時已無蒜味，但含大蒜素在內，為保健飲品。

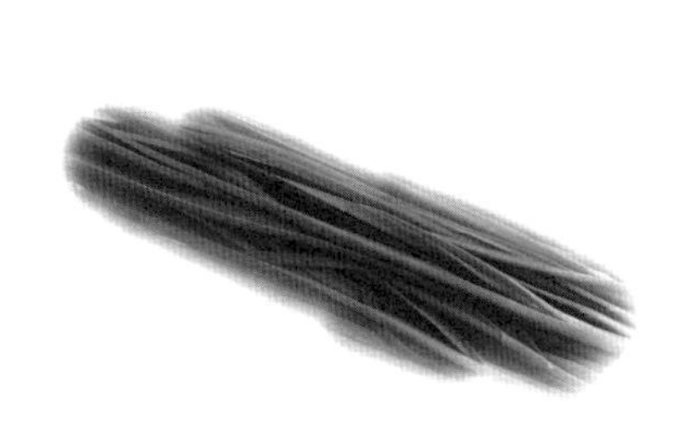

# 第四篇

## 韭菜——堅韌強勁壯陽草

韭菜性溫，有著溫腎助陽、益脾健胃、散瘀解毒、降脂的作用。另有豐富的纖維素，一百克韭菜含1.5克纖維素，可促進腸道蠕動、預防大腸癌的發生，同時又能減少對膽固醇的吸收，產生預防動脈硬化的作用。

## 一、韭菜的傳說

據民間傳說，在一次大戰中，劉秀兵敗，軍隊潰散，官兵死傷大半，紛紛四處逃亡。逃跑中的劉秀慌不擇路，只顧策馬狂奔，跑了一天一夜，來到一處村寨。

他饑渴難耐，便爬向一家茅庵，伸手叩門，說明來意。茅庵主人夏老漢聞聲相迎，見劉秀銀盔銀甲，相貌堂堂，覺得此人非同一般，就把劉秀扶進庵中，可因家中貧窮，少飯無菜，夏老漢便到庵外摘野菜烹煮讓劉秀充饑。饑不擇食的劉秀一連吃了三碗野菜，方緩過神來，便問老漢這麼好吃的菜是什麼菜，夏老漢如實回答，劉秀便說既然是無名野菜，今天它救了我的命，就叫它「救菜」吧。

隨後，劉秀問過老漢的住址和姓名，謝過之後便告辭了。

後來劉秀稱帝，天下太平，一日忽想起「救菜」，便命人前去採摘來，又命御廚煎炸烹炒，覺得味道更加可口，便封夏氏老漢為「百戶」，封地千畝，專門種植「救菜」，送入皇宮供食用。

後經御醫反覆研究，發現「救菜」中含有特殊物質可以促進胃腸蠕動，幫助消化，並具有清熱解毒、滋陰壯陽和增進食慾等多種功效。

劉秀得知「救菜」具有這些營養成分和功效後，便更加愛吃，因覺「救菜」的「救」作為菜名不合適，又因「救菜」

是一種草本植物，便根據「救菜」中「救」的字音造了一個字——韭，於是「救菜」就更名為「韭菜」。從此「韭菜」便成了帝王御用之菜，名傳於世。

## 二、韭菜的基本介紹

韭菜是多年生常綠草本植物，耐寒且喜歡在陰濕肥沃的環境中生長，在日照充足和乾燥環境中會使葉尖呈現焦黃色。韭菜生有鱗莖，長有鬚根和細長的地下走莖。

綠色的葉子細長扁平，帶狀，閉合狀的葉鞘形成假莖；長 10 ～ 30 公分，寬 1.5 ～ 1.8 公分，單葉叢生，由韭白中長出。花果期為 7 ～ 10 月，花莖自葉束中長出，總花苞呈三棱形，為頂生傘房花序。

總苞片為白色膜質，內有 20 ～ 30 朵小花，花為白色，雄蕊 6 枚，雌蕊 1 枚，中間有一子房。花朵由外向內依次開放。果實為蒴果，綠色三棱形；黑色半球形的種子，扁平，邊緣具棱。

## 三、韭菜的營養價值

每 100 克可食用部分含蛋白質 2 ～ 2.85 克，脂肪 0.2 ～ 0.5 克，碳水化合物 2.4 ～ 6 克，纖維素 0.6 ～ 3.2 克。

此外，韭菜中還含有胡蘿蔔素 0.08 ～ 3.26 毫克，核黃

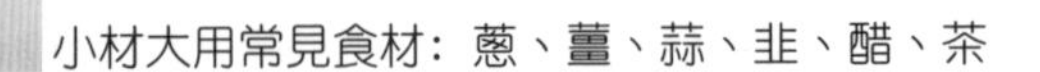



素 0.05 ～ 0.8 毫克，煙酸 0.3 ～ 1 毫克，韭菜含的礦質元素也較多，如鈣 10 ～ 86 毫克，磷 9 ～ 51 毫克，鐵 0.6 ～ 2.4 毫克。

韭菜還含有豐富的纖維素，每 100 克韭菜含 1.5 克纖維素，比蔥和芹菜都高，可以促進腸道蠕動、預防大腸癌的發生，同時又能減少對膽固醇的吸收，產生預防和治療動脈硬化、冠心病等疾病的作用。

## 四、韭菜的選購與儲存

挑選韭菜：葉直、鮮嫩翠綠為佳，這樣的營養素含量較高！末端黃葉比較少、葉子顏色呈淺綠色、根部不失水，用手能掐動的韭菜比較新鮮；葉子顏色越深的韭菜越老。

保存韭菜：韭菜容易變乾或腐爛，將韭菜捆好，根部朝下放在冷水中，可保鮮 3 ～ 5 天。

## 五、韭菜的藥理作用

韭菜對於很多人來說，都是讓人歡喜讓人憂的食物。喜歡它的味道，但又擔心吃後肚子會不舒服。「春初早韭，秋末晚菘」，這「韭」自然就是韭菜了。初春時節的韭菜品質最佳，晚秋的次之，夏季的最差，有「春食則香，夏食則臭」之說。

韭菜又叫起陽草，味道非常鮮美，還有其獨特的香味。韭菜的獨特香味是其所含的硫化物形成的，這些硫化物有一定的殺菌作用。

傳統中醫認為，韭菜的性溫，有著溫腎助陽、益脾健胃、散瘀解毒、降脂的作用。韭菜適用於反胃、尿血、痢疾、跌打損傷等症狀。其中，韭菜中含有的纖維比較多，可以促進腸胃的蠕動，保持大便的通暢，可以排除腸道內過多的成分，有減肥的作用。

患有高血脂及冠心病的患者可以經常吃一些韭菜，對於身體也有非常大的幫助。韭菜中含有生物鹼，有溫補肝腎、固精壯陽作用，對於治療腰膝痠冷、遺尿滑精等症效果很好。

韭菜中還含有一種揮發性硫化物的成分，具有興奮神經和殺菌的功能，對於葡萄球菌、傷寒桿菌、大腸桿菌都能產生很好的抑制作用。

韭菜除做菜用以外，還有良好的藥用價值。其根味辛，入肝經，溫中，行氣，散瘀；葉味甘辛，性溫，入胃、肝、腎經，溫中行氣，散瘀。韭菜活血散瘀，理氣降逆，溫腎壯陽。

《本草綱目》中說：「韭籽補肝及命門，治小便頻數，遺尿。」民間常用韭菜治療身體虛弱，肺結核盜汗，噎嗝反胃，婦女產後血暈，吐清水及跌打刀傷腫痛，神經性和過敏性皮炎，新生兒硬皮症等。

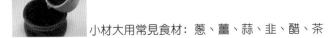


## 六、韭菜的食用禁忌

韭菜雖然對人體有很多好處，但也不是多多益善。《本草綱目》就曾記載：「韭菜多食則神昏目暗，酒後尤忌。」

現代醫學認為，有陽亢及熱性病症的人不宜食用。韭菜的粗纖維較多，不易消化吸收，所以一次不能吃太多韭菜，否則大量粗纖維刺激腸壁，往往引起腹瀉。最好控制在一頓 100 克至 200 克，不能超過 400 克。

消化不良或腸胃功能較弱的人吃韭菜容易「燒心」，也不宜多吃。

## 七、韭菜的功效與作用

### ❁ 1. 補腎溫陽

韭菜性溫，味辛，有補腎的功效。

### ❁ 2. 益肝健胃

韭菜含有揮發性精油及硫化物等特殊成分，散發出一種獨特的辛香氣味，有助於調理肝氣，增進食慾，增強消化功能。

其所含的粗纖維可促進腸蠕動，能幫助人體消化。不但可預防習慣性便祕和腸癌，還可將消化道中的某些雜物包裹起來，隨大便排出體外，所以在民間還被稱為「洗腸草」。

老人、孩子、孕婦等在春季適當吃些韭菜，有益於增進健康。

### ❁ 3. 行氣理血

韭菜的辛辣氣味有散瘀活血、行氣導滯作用，適用於跌打損傷、反胃、腸炎、吐血、胸痛等症。

### ❁ 4. 潤腸通便

韭菜含有大量的維生素和粗纖維，能增進胃腸蠕動，治療便祕，預防腸癌。

### ❁ 5. 散瘀活血

韭菜有散瘀、活血、解毒的功效，有益於人體降低血脂，防治冠心病、貧血、動脈硬化。

### ❁ 6. 殺菌消炎

韭菜所含的硫化合物有一定殺菌消炎的作用，可抑制綠膿桿菌，痢疾、傷寒、大腸桿菌和金黃色葡萄球菌。

### ❁ 7. 護膚明目

韭菜富含維生素A，多吃不僅能美容護膚、明目和潤肺，還能降低患傷風感冒、哮喘等疾病的可能。

### ❁ 8. 調經散寒

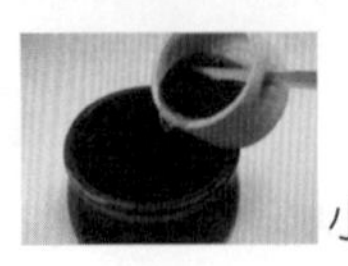



韭菜性溫熱，女性常吃韭菜可以調經散寒，治療痛經，但是哺乳期婦女禁用，有回乳的作用。

❁ 9. 提高性慾

韭菜含有性興奮劑，能興奮性器官，在藥典上有「起陽草」之稱。

❁ 10. 烏黑頭髮

韭菜中含有的化合物還能使黑色素細胞內的酪胺酸系統功能增強，從而調節皮膚毛囊的黑色素，消除皮膚白斑，並使頭髮烏黑發亮。

❁ 11. 止汗固澀

韭菜葉微酸，具有酸斂固澀作用，可用於治療陽虛自汗，遺精等病症。

❁ 12. 降血脂

韭菜富含鉀、維生素等成分，改進體內鉀鈉平衡，具有促進食慾和降低血脂的作用，抑制食物中膽固醇的吸收，對高血壓、冠心病、高血脂等有一定療效。刺激排尿，去除體內過多的水分。

❁ 13. 抗疲勞

韭菜中含有蒜胺酸，這種物質可以轉變為大蒜素，又與維生素 B1 結合生成蒜硫胺素，而蒜硫胺素具有與維生素相同的生理活性，能夠加速乳酸（疲勞物質）分解，因此它具有抗疲勞的作用。

## 八、韭菜的治病方

### ❁ 1. 治白帶

醋煮韭菜籽焙乾研末，煉蜜為丸。空腹以酒送服，每次 30 丸（丸如梧桐子大）。

### ❁ 2. 治血崩

韭菜 250 克，用糯米酒煮後服用。

### ❁ 3. 治子宮脫垂

韭菜 250 克，煎湯燻洗外陰部。

### ❁ 4. 治產後血暈

韭菜（切）入瓶內，加入熱醋，以瓶口對鼻。

### ❁ 5. 治孕吐

韭菜汁 50CC，生薑汁 10CC，加糖適量，調服。

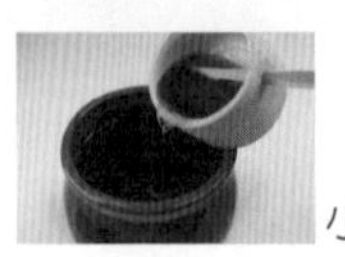



❁ 6. 治鼻出血

韭菜榨汁，夏日冷服，冬天溫服；陰虛血熱引起鼻衄，用鮮韭菜根洗淨後搗爛堵鼻孔內。

❁ 7. 治反胃

韭菜汁 100 克，牛奶一杯。用生薑汁 25 克調勻，溫服。

❁ 8. 治慢性便祕

韭菜有「綠色蔬菜之王」美稱，含有豐富的纖維素，能刺激腸道，增強腸蠕動，有利於糞便的形成，及時將體內過剩的營養物隨糞便排出，有利於預防腸癌和防治習慣性便祕。

另外，這些纖維還可以把消化道中的沙粒、頭髮、金屬屑等雜物包裹起來，隨大便排出，故有「洗腸草」之稱。可將韭菜根搗爛絞汁一酒盅，溫開水加少許酒沖服。

❁ 9. 治赤痢

韭菜 200 克取汁，兌酒 1 盅，名曰「韭汁酒」，溫服。

❁ 10. 治痔瘡

先燒熱湯，以盆盛湯在內，盆上用器具蓋住，留一小孔，韭菜置於湯內泡幾分鐘，坐在孔上，讓蒸氣燻患處；待溫度略低（以能耐受為度），用韭菜輕輕洗患處。

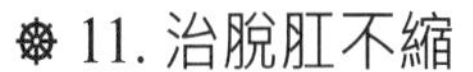

### ❁ 11. 治脫肛不縮

韭菜 500 克。切碎，炒熟，分為兩份，以紗布包裹，敷於患處，冷後交替，以能耐受為度。

### ❁ 12. 治頑癬

韭菜焙乾，研細末，豬油調和敷患處。

### ❁ 13. 治療牛皮癬

韭菜、蒜各 30 克，搗爛如泥，烘熱後用力擦患處，每日一次，連續數日。

### ❁ 14. 治過敏性皮炎

韭菜搗汁塗患處，每日數次。

### ❁ 15. 治汗斑

韭菜搗爛絞汁，每日早晨起床後外擦患處 2 次，連用 4 ～ 5 日。

### ❁ 16. 治過敏性紫癜

鮮韭菜 500 克，洗淨，搗爛絞汁，加兒童尿 50CC。每日一劑，分兩次服用。

### ❁ 17. 治蕁麻疹

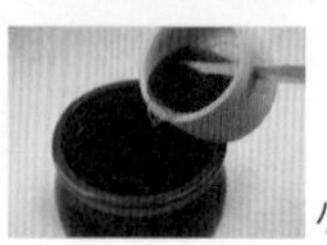



韭菜、甘草各 25 克，煎服；或用韭菜炒食。

### ☸ 18. 治凍瘡

韭菜搗碎後敷患處。

### ☸ 19. 去斑減肥

韭菜含有豐富的植物纖維素，具有減肥的作用。患有皮膚白斑症的女性，常吃韭菜可以達到去斑、減肥的雙重效果。

### ☸ 20. 治盜汗、自汗

韭菜根適量，煎汁內服，每日兩次。

### ☸ 21. 治消渴、引飲無度

韭苗每日吃 150 ～ 250 克，或炒或燉湯，不加鹽，食用 20 天見效。

### ☸ 22. 跌打損傷

韭菜或根，搗爛敷外傷處能消腫、止痛、止血；或鮮韭菜三份，麵粉一份，共搗成糊狀，敷於患處，每日兩次。

### ☸ 23. 治扭傷腰痛

生韭菜或韭菜根 30 克，切碎，黃酒 90CC，煮沸後，趁熱飲服，每日1～2次。

### ❁ 24. 治金瘡出血

金瘡，中醫指刀箭等金屬器械造成的傷口。韭菜汁和風化石灰，碾成末，敷患處。

### ❁ 25. 治耳出膿

韭菜汁每日滴耳三次。

### ❁ 26. 治蟲入耳不出

韭菜搗爛絞汁，灌入耳中。

### ❁ 27. 治中暑昏迷

韭菜搗爛絞汁，滴入鼻中。

### ❁ 28. 治陽虛腎冷

陽道不振，或腰膝冷痛，遺精早洩：韭菜400克，胡桃（去皮）100克。用麻油炒熟，每日食用，服用一個月見效。

### 29. 治陽痿

韭菜是天然「偉哥」。將韭菜籽研成粉末，每日早晚各10克，開水送服。

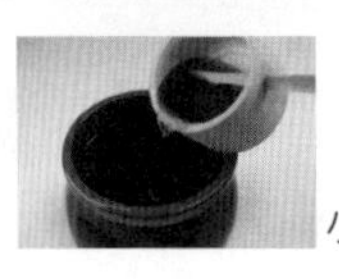



❁ 30. 治腳氣

鮮韭菜 250 克，洗淨，切成碎末放在盆內，沖入開水。等冷卻到能下腳時，泡腳半小時，水量應沒過腳面，可同時用雙腳相互揉搓。一個星期後再洗一次，效果很好。

## 九、韭菜的養生方

❁ 1. 韭菜粥

鮮韭菜 50 克，韭菜籽 10 克（研成細末），米 100 克，鹽少許。先煮米為粥，待粥快熟時加入韭菜（洗淨切斷）或韭菜籽末、鹽，稍煮片刻即成。本方可以補腎壯陽、固精止遺、健脾暖胃。

❁ 2. 韭菜炒雞蛋

韭菜 100 克，洗淨切碎，與兩個雞蛋同放鍋內，用油炒熟食用。本方有溫中養血，溫腎暖腰膝的作用。對於腰膝痠痛、寒性哮喘、陽痿、遺精等症有良好的輔助治療功效。

❁ 3. 韭菜炒蛋絲

韭菜 500 克，雞蛋 4 個。將韭菜嫩芽揀淨，洗後細切，開水焯一下；再將雞蛋打入碗中、用筷子攪勻。鍋置火上，油熱後放入雞蛋，攤一層薄薄蛋餅，取出後切成細絲，然後韭菜與雞蛋絲拌勻，加鹽、芥末、醬即可。本方具有滋陰潤腸，益氣通便的功效，體虛惡寒或腸燥便祕者可常食之。

❁ 4. 韭菜炒桃仁

韭菜 400 克，核桃仁 350 克。將核桃仁除去雜質，放入鍋內用麻油炸黃；韭菜洗淨，切成長 3 公分的段；將韭菜倒入鍋內加核桃仁翻炒，加食鹽少許，煸炒至熟透即成。本書適宜於腎虧腰痛，肺虛久咳，動則氣喘，習慣性便祕的人食用。

❁ 5. 韭菜炒蝦仁

韭菜 400 克，鮮蝦仁 200 克。鍋燒熱，加入油，燒至七成熟時，加入韭菜段及鮮蝦仁煸炒片刻，加入適量白酒及食鹽等調味品即可。

本方具有溫陽固澀，強壯機體之功效，適用於腰膝無力，陽痿遺精，盜汗，遺尿等病症。

❁ 6. 奶汁韭菜

韭菜 600 克，牛奶 250CC。將韭菜葉洗淨，切碎，絞汁，韭菜汁和牛奶攪勻後放火上煮沸，水煎內服，每日服 2 次。本方具有降逆止嘔，補中益氣之功效，適用於反胃，食道癌等病症。

❁ 7. 韭菜汁

韭菜根 60 克。將韭菜根洗淨，用水煎服，對陽虛自汗

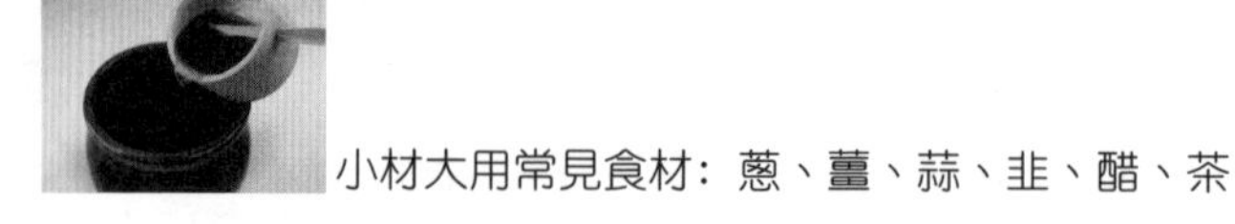


者有輔助治療作用。本方去渣後加白糖服用，連服 1 週，可治療痛經。

### ❁ 8. 韭菜煮蛤蜊

蛤蜊肉 250 克，先下鍋煮熟，後加入韭菜同煮，調味食用。有滋陰健胃、消渴的作用，適用於陰虛盜汗，糖尿病。

### ❁ 9. 韭菜紅薯葉

韭菜 60 克（洗淨切成 6 ～ 8 公分長的段兒），紅薯葉 45 克（洗淨），花生油或菜油 33 克，鹽適量。炒熟當菜吃，能產生很好的通便作用。

### ❁ 10. 韭菜冬瓜湯

韭菜 45 克（洗淨切成 6 ～ 8 公分長的段兒），冬瓜 90 克（去瓤，切成塊或條狀），鹽適量。用植物油炒熟，當菜佐餐。最好每日晚餐吃 1 次。中年人常用有防腸癌的作用。

### ❁ 11. 韭菜雞睪湯

韭菜 45 克（洗淨切段兒），雄雞睪丸 65 克，生薑絲 30 克，酒、食用植物油適量，鹽少許。炒熟當菜佐餐，每晚 1 次，可壯陽補腎。

可根據患者身體狀況，連用 7 ～ 15 天。如無雞睪丸可用羊睪丸代替，分量略減。

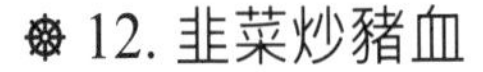

### ❁ 12. 韭菜炒豬血

韭菜 45 克，新鮮豬血 65 克，生薑絲 6 克，鹽、食用植物油適量，酒少許，炒熟當菜。

### ❁ 13. 韭菜黑豆豬肝湯

韭菜 35 克，鮮豬肝 65 克，黑豆 45 克，鹽、食用植物油適量，生薑絲 6 克，酒少許。先將豬肝、黑豆、薑絲伴食用植物油在鍋中炒香，加水適量煮湯，湯將熱滾時加入韭菜煮熟即成，加鹽調味，當菜食用。

每天 1 次，可連用 7 ～ 10 天。在湯中加入當歸 6 克，養生效果更加。

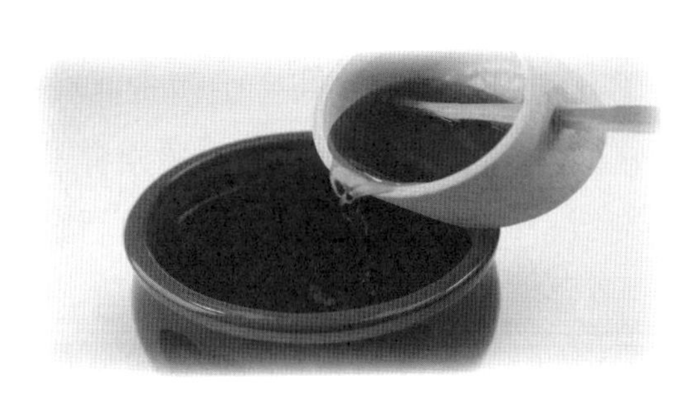

# 第五篇

## 醋——十里飄香瓊漿液

含有胺基酸和乳酸、琥珀酸、草酸、煙酸等多種有機酸，蛋白質、脂肪、鈣、磷、鐵等多種礦物質，維生素B1、維生素B2、糖分以及芳香性物質。

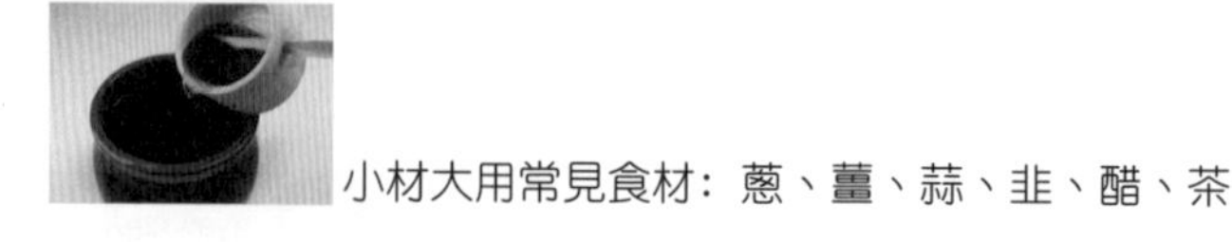


## 一、醋的傳說

傳說在古代的中興國，即今山西省運城市，有個叫杜康的人發明了酒。他兒子黑塔也跟杜康學會了釀酒技術。後來，黑塔移居現江蘇省鎮江，在那裡，他們釀酒後覺得酒糟扔掉可惜，就存放起來，在缸裡浸泡。到了第二十一日的酉時，一開缸，一股從來沒有聞過的香氣撲鼻而來。

在濃郁香味的誘惑下，黑塔嘗了一口，酸甜兼備，味道很美，便儲存起來作為「調味漿」。這種調味漿叫什麼名字呢？黑塔把「二十一日」加「酉」字來命名這種酸水，叫作「醋」。據說，直到今天，鎮江恒順醬醋廠釀製一批醋的期限還是二十一天。

## 二、醋的基本介紹

醋有米醋、陳醋、香醋、麩醋、酒醋、白醋、各種果汁醋、蒜汁醋、薑汁醋、保健醋等。中國著名的醋有山西老陳醋、鎮江香醋、保寧醋及紅麴米醋等。

因原料和製作方法的不同，成品風味迥異。醋是用得較多的酸性調味料。每 100CC 醋中的醋酸含量，普通醋為 3.5 克以上，優質醋為 5 克以上。由於醋能改善和調節人體的新陳代謝，作為飲食調料，需求量不斷增長。

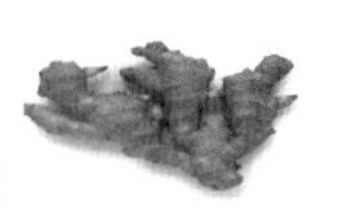



醋一般分為以下幾類：

☸ 1. 中國傳統的釀醋原料，長江以南以糯米和小米為主，長江以北以高粱和米為主。現多以玉米、甘薯、甘薯乾、馬鈴薯、馬鈴薯乾等代替。原料先經蒸煮、糊化、液化及糖化，使澱粉轉變為糖，再用酵母使之發酵生成乙醇，然後在醋酸菌的作用下使醋酸發酵，將乙醇氧化生成醋酸。

☸ 2. 以含糖質的原料釀醋，可使用葡萄、蘋果、梨、桃、柿、棗、番茄等釀製各種果汁醋，也可用蜂蜜為原料。它們都只需經乙醇發酵和醋酸發酵兩個生化階段。

☸ 3. 以乙醇為原料，加醋酸菌只經醋酸發酵一個生化階段。例如以低度白酒或食用酒精加水沖淡為原料，應用速釀法製醋，只需 1 ～ 3 天即可得到酒醋。

☸ 4. 以食用冰醋酸加水配製成白醋，再加調味料、香料等，使之成為具有近似釀造醋風味的食醋。

## 三、醋的營養價值

醋的主要營養素：枸櫞酸、醋酸、胺基酸。

食醋大致可分為三種，即①釀造醋、②合成醋、③白醋。中國最多的是釀造醋。

科學分析表明，釀造醋除含有 5% ～ 20% 的醋酸外，還

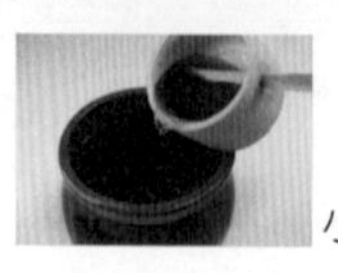



含有胺基酸和乳酸、琥珀酸、草酸、煙酸等多種有機酸，蛋白質、脂肪、鈣、磷、鐵等多種礦物質，維生素 B1、維生素 B2、糖分以及芳香性物質。

以米為原料釀成的米醋，有機酸和胺基酸的含量最高。

## 四、醋的選購

優質醋顏色呈棕紅色或褐色（白醋為無色澄清液體），澄清，無懸浮物和沉澱物。

品質差的醋顏色偏深或偏淺，渾濁，存放一段時間後有沉澱物。

## 五、醋的儲存

醋要存放在涼爽乾燥之處，用後蓋緊，將瓶口殘留的醋擦乾淨，不能放在溫度高、濕度大的地方。

## 六、醋的生活妙用

食醋是以糧食、糖、酒等原料經醋酸菌發酵釀製而成的。其中乙酸（化學式為 CH3COOH）含量為 3% ～ 5%。它除了調味效能外，醋還有許多其他用途：

☸ 1. 醋可使胃中酸性增強，促進食慾，幫助消化，對於胃酸少的人更是一劑良藥。

食醋內服也可以起到美容的效果，把少量食醋與兩勺蜂蜜用溫開水沖服，有排毒養顏的功效，可使皮膚更為細膩嫩滑，延緩衰老，減少皺紋等。

☸ 2. 在家中少量噴些醋，進行醋燻可殺菌，預防感冒、腸道傳染病。喝點醋，能預防痢疾和流行性感冒，還能醒酒。

☸ 3. 魚骨卡在喉部，吞幾口醋，可使骨刺酥軟，順利咽下。

☸ 4. 發麵時，如多加了鹼，可加些醋把鹼中和，這樣蒸出的饅頭就不會變黃變苦了。

☸ 5. 在水中加些醋易洗淨鋁製品的污垢，還可除去暖壺、水壺裡的水垢。

切過生魚、生肉的菜刀，再加醋抹一下，可除腥味。

☸ 6. 毛料褲子穿久了膝部、臂部會磨成光亮，用醋刷洗光亮部分，晾乾即可以恢復原狀。

洗滌有色布料時，在水中加一點醋，不易掉色。

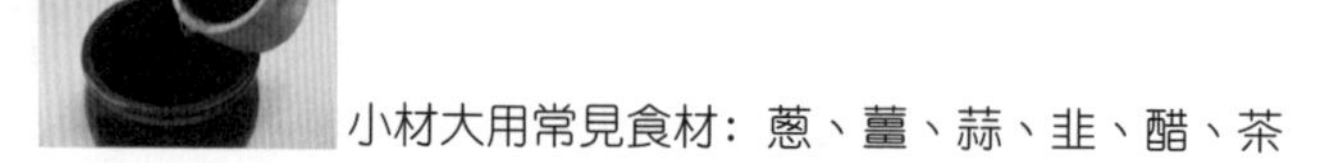



❁ 7. 燒馬鈴薯或牛肉時，加點醋，易燒酥。

老母雞的肉不易煮爛，如灌點醋再殺，肉就容易煮爛。煮排骨、燉骨頭時加點醋，不但能將骨頭裡的鈣、磷、鐵等溶解在湯裡從而被人體吸收，還能保護食物中的維生素免被破壞。

烹飪蔬菜時加醋，可使維生素 C 少受破壞，同時可使炒出的菜保持嫩綠。

❁ 8. 燒魚時，加點醋再加酒，可去魚腥味，並使烹出的魚香味撲鼻。

煮湯時加點食醋和酒，可以讓湯更香，醋和酒發生了酯化反應，生成了乙酸乙酯。

❁ 9. 理髮吹風前，在頭髮上噴一點醋，吹燙的髮型能長久保持。

洗頭髮時，在水中加一點醋，可以防止脫髮，並使頭髮烏黑發亮。

如果想要去除頭皮屑需要增加醋的濃度及漂洗時間，醋與水的比例可控制在 1　2，不但可以去頭屑，還可以防止脫髮，減輕頭癢的症狀。

❁ 10. 食醋的潔膚效果非常不錯，可使皮膚徹底清潔。

不但可以軟化角質還能使肌膚細膩、增強皮膚活力、

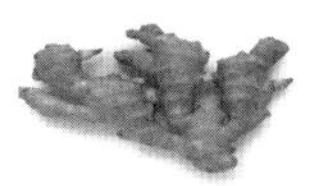
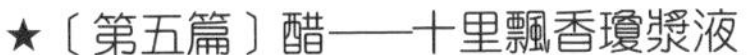


收縮毛孔、抑制粉刺、使皮膚白嫩等。將洗臉水中加少量白醋洗臉即可，在夏季用加少量醋的水洗臉還可以預防皮膚曬黑、較少皮膚炎症等。

❁ 11. 醋對治療腳氣病很有效。

食醋 1000 克，明礬 50 克，每天用藥水泡腳一次，每次 20 ～ 25 分鐘，連續四天，每次泡完後，不要用毛巾擦乾而讓其自然乾燥。每隔 5 ～ 6 天，再泡兩次。

❁ 12. 祛青春痘

食鹽兩勺、白醋一勺、開水一杯。將食鹽、白醋溶於開水內，每次洗臉後，用棉簽蘸取塗在痘痘上，然後用清水洗淨。此時有微微的刺痛感，這是正常現象。

另外，每天早上空腹喝一大杯蜂蜜茶，對保持皮膚的光滑有很好的效果。

❁ 13. 美容減肥。

將醋和雞蛋製成醋蛋液，每日臨睡前服用 30CC。食醋對人體皮膚有滋潤美容作用。

醋中含有醋酸、乳酸、胺基酸，甘油和醛類等化合物，對人的皮膚有柔和的刺激作用，能使血管擴張，增加皮膚血液循環，並能殺死皮膚上的一些細菌，使皮膚光潤，還有一定的減肥效果。

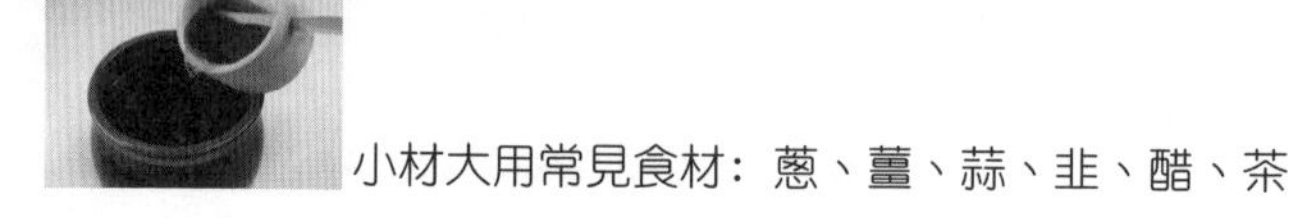


## 七、醋的功效與作用

醋，味酸、甘，性平，能消食開胃，散瘀血，收斂止瀉，解毒。醋用於油膩食積，消化不良，喜食酸物，或腹瀉；衄血，吐血，便血；咽喉腫痛；食魚肉引起的腸胃不適；病毒性肝炎。

### ☸ 1. 消除疲勞

適量飲醋可以很好地消除疲勞，尤其是保健醋，效果更好。

### ☸ 2. 調解血液的酸鹼平衡

醋可以調解血液的酸鹼平衡。

### ☸ 3. 促消化

醋可以幫助消化，增強吸收功能，能幫助人有效地攝入鈣。

### ☸ 4. 預防衰老

醋可以預防衰老、美容護膚。這是因為醋的主要成分是醋酸，它有很強的殺菌作用，對皮膚、頭髮能產生很好的保護作用。用加醋的水清潔皮膚，能使皮膚吸收到一些需要的營養素，可以有鬆軟皮膚、增強皮膚活力的作用。

### ☸ 5. 殺菌

醋可以增強腸胃道的殺菌能力。

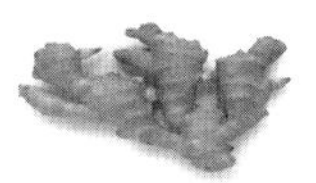



❁ 6. 護肝、護腎

醋可以增強肝臟和腎臟的機能。

❁ 7. 活血

醋可以擴張血管，防止心血管疾病、糖尿病的發生。

## 八、醋的食用方法

❁ 1. 炒菜時，加醋的最佳時間是在「兩頭」，即原料入鍋後馬上加醋和菜餚臨出鍋前加醋，第一次應多些，第二次應少些。

❁ 2. 烹調胡蘿蔔與綠色蔬菜時，則要避免加醋。

❁ 3. 醋用於烹製帶骨的原料，如排骨、魚類等，可使骨刺軟化，促進骨中的礦物質（如鈣、磷）溶出，增加營養成分。

❁ 4. 正在服用某些西藥時不宜食醋。

## 九、醋的治病方

❁ 1. 治療失眠

失眠患者睡前倒杯涼開水，再加入一匙醋，喝下後會很快入睡。臨睡前用溫熱的老陳醋搓搓腳心，也會使你容易進入夢鄉。

### ☸ 2. 治療扭傷

調和麵粉並煮成糊狀，加入適量的老陳醋，塗在紙片或紗布上，貼於患處。乾了後，輕輕揭開，再換一片。這樣反覆貼幾次，即能消除扭傷處的灼熱感和疼痛感。此法對骨關節脫臼、跌傷等外傷等都有療效。

### ☸ 3. 治療鼻炎

將約 5CC 的老陳醋放入容量為 1000CC 的容器裡清洗鼻腔，每日洗兩次，可治療鼻炎。

### ☸ 4. 治療腳麻

把 1000CC 老陳醋加熱後倒入水桶裡，然後將兩隻腳浸入，每次浸泡 20 分鐘。如此浸泡 4 ～ 5 次，麻木症狀即可解除。

### ☸ 5. 治療燙傷

根據酸鹼中和原理，用醋洗滌燙傷處，尤其對石灰燙傷有良好的療效；或者在燙傷處敷上在醋裡浸過的紗布，也可見效。

### ❁ 6. 治療高血壓

（1）將 500 克帶皮花生米在老陳醋中浸泡 7 天以上，每天攪動一次，每晚臨睡前嚼食 3 ～ 5 粒，連服 7 天可緩解動脈硬化。

（2）取雞蛋 1 個打入 30CC 醋內，再加入少量的水，攪勻，煮熟後每日清晨服一次。

（3）取皮蛋 1 個，先剝去殼，洗淨後放入大碗內，再倒入鎮江醋 15CC，食用，每日清晨服一次。

（4）取銀耳 5 克，先煮爛，取雞蛋 1 個，打入銀耳羹內，再加入醋 10CC、糖適量調勻，煮沸後服用。

### ❁ 7. 治療胃炎

生薑 100 克，洗淨切成細絲，放在 250CC 老陳醋中密封 3 日，每日早晨空腹服用 10CC，可治療慢性胃炎。

### ❁ 8. 止咳

將大蒜在老陳醋中浸泡 15 天後，每日早晨空腹吃泡蒜 1 ～ 2 瓣，並喝一些醋汁，連服 10 ～ 15 天可止咳平喘，解毒散瘀，降壓降脂，預防老年人感染性疾病和腫瘤的發生。

### ❁ 9. 美容

將 250 克薏仁，浸於 500CC 老陳醋中，密封 10 天後啟用，每天服用醋液一匙，可使皮膚白皙柔嫩。

❁ 10. 消腫

碰傷紅腫（未破、未傷筋骨）用溫熱的老陳醋塗患處，一日三次，消腫散瘀。

❁ 11. 解乏

旅途疲勞時，在洗澡水中略加點老陳醋，能使你的皮膚光潤，肌肉放鬆，消疲解乏。工作時間長了或是休息不好，人體內會有大量乳酸產生，造成疲勞感。

適量飲用米醋，食醋中的醋酸有利於乳酸進一步氧化，變為水和二氧化碳，水繼續參與機體代謝或變成尿和汗水排出，二氧化碳則由肺呼出體外。

❁ 12. 止血

用棉花蘸老陳醋塞住鼻孔，可止鼻血。

❁ 13. 防止暈車

對易暈車暈船者，出發前喝上一杯加老陳醋的溫開水，會使你舒心良久。

❁ 14. 止吐止瀉

用老陳醋加鹽煎服，效果明顯。

❁ 15. 治關節炎

用老陳醋、麥麩、鐵砂按一定的比例在拌勻後裝入紗布中，用烘熱的新磚放在紗布上燙熨患處或有關穴位，可治療關節炎、骨質增生等。

❁ 16. 治腮腺炎

用老陳醋加入石灰少許調勻塗患處，可治腮腺炎。

❁ 17. 治皮炎

用老陳醋塗患處，一日三次，可治療神經性皮炎。

❁ 18. 防感冒

每平方米用醋 30CC 加適量水，進行薰蒸空氣消毒。一般中等大小的房間用醋 300 ～ 500CC，每晚薰蒸 1 次。

❁ 19. 痄腮

生大黃粉 15 克，用醋調後外敷患處。

❁ 20. 關節痛

（1）蔥白一碗，醋兩碗（600CC）煮沸，用毛巾蘸汁熱敷患處。

（2）取威靈仙 30 克，濃煎，取汁 150CC，打入雞蛋 1 個，加入醋 15CC，煮熟後食用。

（3）取煮熟雞蛋 2 個，剝去殼，再與宣木瓜 15 克、五加皮15克一起燉煮，燉熟後加入醋15CC，飲湯食雞蛋。

❁ 21. 治便祕

米醋30CC（約兩大勺），蜂蜜兩勺，加入3～5倍的水攪拌，餐後飲用。醋可以促進排便，但是直接飲用會傷及胃和十二指腸，所以要稀釋後飲用。便祕嚴重者可以加大劑量。

❁ 22. 治足跟痛

米醋1000克，適當加熱後浸泡患足，每次一小時，每日一次，15～20次為一個療程。

❁ 23. 腱鞘炎

醋煮沸了，待稍涼泡患處，大概兩天就不痛了。

❁ 24. 治骨質增生

用白醋泡牛黃解毒丸，調成糊狀，敷在膝蓋上。

用後皮膚會有一些灼熱感，建議在春秋季治療。

如果膚質容易過敏，或是皮膚比較嫩的話，還是要少加一些牛黃解毒丸。短時間內就會有效果。

❁ 25. 治皮膚瘙癢

取苦參100克，加入食用白醋適量，浸泡3～5天即可。

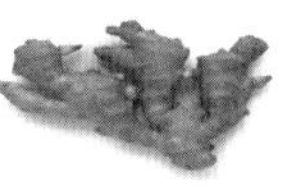
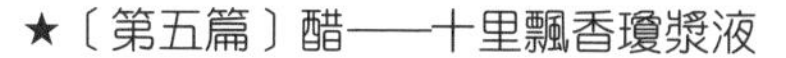


每日洗浴時，加入苦參醋液 30 ～ 50CC 於水中洗浴，或用棉簽蘸藥液外擦瘙癢處，每日 2 ～ 3 次，連用 5 ～ 7 天。

## 十、醋蛋療法

### ❁ 1. 動脈硬化

（1）取雞蛋 1 個，加入香醋 100CC、花生醬 50 克攪勻，分 4 次服用。

（2）取雞蛋 1 個，鎮江醋 150CC，製成醋蛋液，分 7 天服用。

### ❁ 2. 防治中風後遺症

配方：雞蛋 1 個，老陳醋 200CC。

製法：將新鮮雞蛋洗乾淨，泡在醋內 48 小時，至蛋殼軟化，備用。

每日清晨空腹喝一次（喝時添1勺蜂蜜），分 5 次服完，連服 10 次為 1 個療程。主治腦中風後半身不遂。本療法臨床適用範圍較廣，也可用於保健強身及美容等。

### ❁ 3. 糖尿病

（1）取雞蛋 3 個，打碎後加食醋 100CC，調勻，放置 1 ～ 2 天，再加食醋 150CC，攪勻，每日清晨服用 15CC。

（2）取淮山藥 30 克，濃煎，取汁 150CC，打入雞蛋 1 個，加醋 15CC，煮沸後食用，每日一次。

❁ 4. 黃疸

取茵陳 50 克，濃煎取汁 200CC，打入鮮雞蛋 1 個，加食醋 15CC 攪勻，煮沸食用，每日一次。

❁ 5. 食道炎、食道痙攣

取半夏 15 克，白芍 30 克，食醋 15 克，同煮後去渣取汁，再加入鮮雞蛋 1 個，攪勻後飲用。

❁ 6. 慢性支氣管炎

（1）取蜂蜜 100CC，打入雞蛋 2 個，加醋 15CC 及適量清水，攪勻煮沸後分 3 次食用。

（2）取麻油 50 克，醋 50 克，雞蛋 2 個（打碎），燉熟後食用。

❁ 7. 哮喘

取麻黃 10 克，杏仁 10 克，一起煎煮去渣取汁，再打入雞蛋 1 個，加醋 15CC 攪勻，煮沸後食用。

❁ 8.·咽痛失音

（1）取雞蛋 2 個（先煮熟剝去殼），醋 100CC，玄參 50 克，

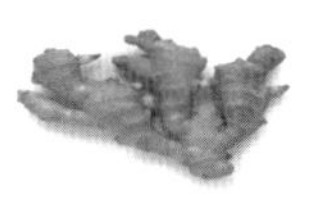



玉蝴蝶 5 克，煎煮後去渣，喝湯食蛋。

（2）用容器盛上半斤食醋，加 3 個洗淨的鮮雞蛋，煮 10 ～ 15 分鐘，雞蛋煮熟後，去除蛋殼後再煮 10 ～ 15 分鐘，最後把雞蛋連同食醋一起服下，每天一次，連續服用 10 ～ 15 天。對因聲帶小結、息肉等器質性病變而導致的嗆啞者有效。胃酸分泌過多的人不宜食用。

❁ 9. 腹痛

取木香 15 克，玄胡索 15 克，濃煎去渣取汁，再打入雞蛋 1 個，加入香醋 20CC，煮熟後食用。

❁ 10. 急性腸炎

（1）取紅茶 100 克（先煎煮去渣取汁），香醋 20CC，加入雞蛋 1 個，煮湯後食用。

（2）取大蒜 1 個（剝去皮，搗成蒜泥），加入陳醋 10CC，再打入生雞蛋 1 個，攪勻後食用。

❁ 11. 痢疾

取馬齒莧 30 克，雞蛋 2 個，醋 15CC。將馬齒莧洗淨後切碎，打入雞蛋攪勻，在鐵鍋中乾炒至蛋熟時，倒入醋調和食用。

❁ 12. 腸功能紊亂所致腹瀉

取生薑50克（打碎後取薑汁），在薑汁中打入雞蛋1個，加入香醋15CC，攪勻後，慢慢服用。

❁ 13. 妊娠嘔吐

取生薑5克，雞蛋2個，醋30CC，糖適量。先將醋和薑共煮，再打入雞蛋加入糖、清水，煮沸後食用。

❁ 14. 產後惡露不淨

取益母草50克，煎煮後去渣取汁，加入適量的醋、紅糖，再打入雞蛋2個，煮沸後食用。

❁ 15. 保健強身、延緩衰老

按醋蛋常規製作方法，製成醋蛋液，每日清晨空腹時服用30CC。

## 十一、醋的養生方

❁ 1. 醋泡洋蔥

洗淨一個洋蔥，剝去外皮切成薄片，放到微波爐裡加熱大約2～3分鐘，再將洋蔥放到容器裡，加入5湯匙食用醋，然後放在冰箱裡。第二天早晨即可食用。每天早餐用這種洋蔥佐食，可有效排毒養顏，降低血糖，並使體重減輕。

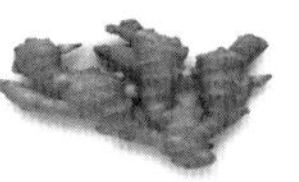
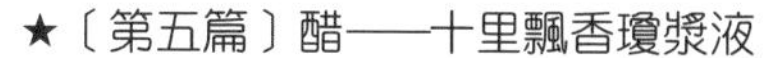


❁ 2. 醋泡花生米

將花生米浸泡於食醋中，一日後食用，每日兩次，每次10～15粒。長期持續食用可降低血壓，軟化血管，減少膽固醇的堆積，是預防心血管疾病的保健食品。

❁ 3. 醋泡香菇

將潔淨的香菇放入容器內，倒入醋後放在冰箱裡冷藏，一個月後即可食用。醋泡香菇能降低人體內膽固醇的含量，改善高血壓和動脈硬化患者的症狀。

❁ 4. 醋泡黃豆

將炒熟的黃豆放入瓷瓶中，倒入食醋浸泡。黃豆與食醋的比例為1　2，嚴密封口後置於陰涼通風乾燥處，7天後食用。每次15～20粒，每日3次，空腹嚼服，可以預防高血壓，降血脂，降膽固醇，還可預防動脈粥樣硬化。

❁ 5. 醋泡大蒜

將乾淨、去皮大蒜瓣放水中浸泡一夜，瀝乾後倒入食醋浸泡50天後即可食用，每天吃2～3瓣。醋泡大蒜，並飲用稀釋3倍的醋浸汁，可解熱散寒、預防感冒，有強身健體之功效。鼻炎患者可用一個小瓶口的瓶子裝入醋泡大蒜的醋汁，每晚看電視時，用鼻子聞聞，半月後即可見效。

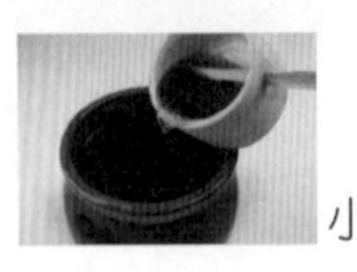
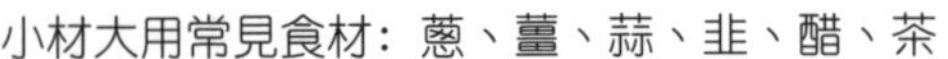


### ❁ 6. 醋泡海帶

將海帶切成細絲，按1　3的比例加食醋浸泡，冷藏10天，即可食用。海帶含有豐富的鈣、磷、鐵、鉀、碘和多種維生素，具有強健骨骼、牙齒，防止軟骨病和改善高血壓症狀等功效。

### ❁ 7. 醋泡雞蛋

取米醋適量，裝入大口杯或大瓶中，將洗淨的雞蛋1個，浸泡在醋裡。經過24～48小時，蛋殼便全部溶解。將雞蛋取出，用筷子挑破軟皮，把蛋黃、蛋清攪勻，即為醋蛋。醋蛋可補充蛋白質，降脂、降壓、軟化血管，能預防老年人心血管疾病。

### ❁ 8. 醋泡冰糖

將冰糖搗碎後浸泡於食醋中，浸泡兩天，待冰糖溶化後即可服用，咳喘多痰者在早飯前、晚飯後可服10～20CC，有良好療效。

### ❁ 9. 醋泡黑豆

將黑豆洗淨裝於罐內，倒入米醋浸沒黑豆。如黑豆將醋吸乾，可再加醋。時間久了醋上面會長膜，可將膜扔掉，如醋渾濁，重新換醋。

放置陰涼處或冰箱冷藏保存10天後即可食用。每次吃

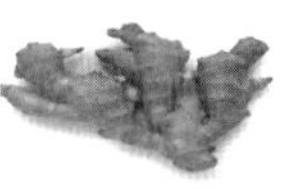

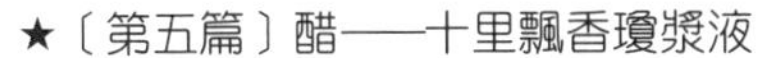

5粒黑豆，一日三次，飯後嚼碎咽下；如能將泡過豆的醋喝掉，效果更佳。

此方能軟化血管、擴張血管、促進血液流通、降壓、烏髮，對治療高血壓、糖尿病、白髮、過敏症等都有一定療效。

### ☸10. 醋泡玉米

玉米500克，食醋1000CC。將玉米煮熟瀝乾，倒入食醋，浸泡24小時後，取出玉米晾乾，每日早晚各嚼服20～30粒。此方具有一定的輔助降壓作用。

### ☸11. 醋泡杏仁

取甜杏仁500克，食醋1000CC。將甜杏仁打碎，放入食醋中，浸泡一週後即可，每次取10～20CC醋汁加等量的水服用，每日一次。

此方適用於慢性支氣管炎、肺氣腫所致的咳嗽、氣喘等症。

### ☸12. 醋泡葛根

取葛根400克，陳醋2000CC。將葛根放入陳醋中，煎煮10～15分鐘，待醋汁晾涼後放入密閉容器內備用。

每次20CC，加等量溫開水服用，每日一次。血壓較穩定者，可每隔2～3日服用一次。長期服用可降血壓、軟化血管。

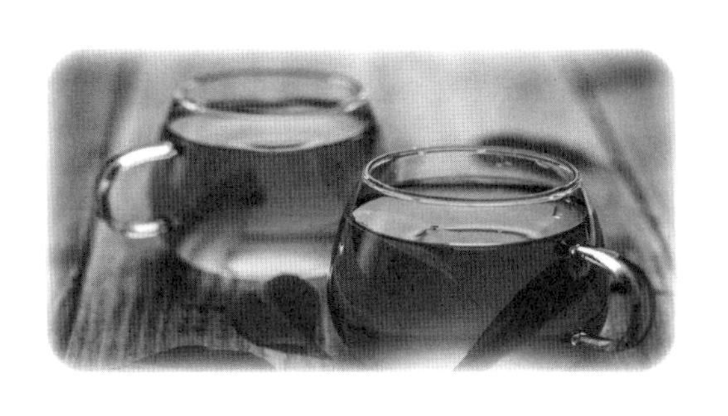

# 第六篇

## 茶——健胃理腸清道夫

宋代趙希鵠在《調燮類編》中談道：「藏茶之法，十斤一瓶，每年燒稻草灰入大桶，茶瓶坐桶中，以灰四面填桶瓶上，覆灰築實。」

## 一、茶的傳說

很早以前，中國就有「神農嘗百草，日遇七十二毒，得茶而解之」的傳說。說的是神農有一個水晶般透明的肚子，吃下什麼東西，人們都可以從他的胃腸裡看得清清楚楚。

那時候的人，吃東西都是生吞活剝的，因此經常得病。神農為了解除人們的疾苦，就把看到的植物都嘗試一遍，看看這些植物在肚子裡的變化，判斷哪些無毒哪些有毒。當他嘗到一種開白花的常綠樹的嫩葉時，就感覺在肚子裡從上到下，從下到上，到處流動洗滌，好似在肚子裡檢查什麼，於是他就把這種綠葉稱為「查」。

以後人們又把「查」叫成「茶」。神農長年累月地跋山涉水，嘗試百草，每天都得中毒幾次，全靠茶來解救。但是最後一次，神農來不及吃茶葉，還是被毒草毒死了。後人為了紀念神農的功績，就世代傳頌著這樣一個神農嘗百草的故事。

## 二、茶的儲存

明代王象晉在《群芳譜》中，把茶的保鮮和儲藏歸納成三句話：「喜溫燥而惡冷濕，喜清涼而惡蒸鬱，宜清獨而忌香臭。」

代韓琬的《御史台記》寫道：「貯於陶器，以防暑濕。」宋代趙希鵠在《調燮類編》中談道：「藏茶之法，十斤一瓶，

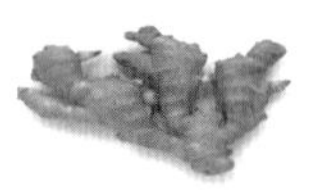

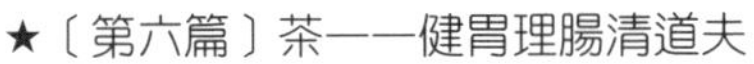

每年燒稻草灰入大桶，茶瓶坐桶中，以灰四面填桶瓶上，覆灰築實。

每用，撥灰開瓶，取茶些少，仍覆上灰，再無蒸灰。」明代許次紓在《茶疏》中也有講述：「收藏宜用磁甕，大容一二十斤，四周厚箬，中則貯茶，須極燥極新，專供此事，久乃愈佳，不必歲易。」說明中國古代對茶葉的保存就十分講究。如今，家庭常用的貯茶方法有以下幾種。

### ☸ 1. 壇藏法

用此法貯藏茶葉，選用的容器必須乾燥無味，結構嚴密。常見的容器有陶瓦壇、無鏽鐵桶等。另外，需要提醒的是，茶葉通常不宜混藏，因為紅茶是經發酵加工而成的，花茶則以花香取勝，而綠茶又自成一體，倘若將幾種風格不一，香氣迥異的茶葉貯藏在一起，則會因相互感染而失去本來的特色。

### ☸ 2. 罐藏法

目前，有許多家庭採用市售的鐵罐、竹盒或木盒等裝茶。這些罐或盒，若是雙層的，其防潮性能更好。裝有茶葉的鐵罐或盒，應放在陰涼處，避免潮濕和陽光直射。如果罐裝茶葉暫時不飲，可用透明膠帶封口，以免潮濕空氣滲入。

### ☸ 3. 袋藏法

目前用得最多的是用塑膠袋保存茶葉，這也是家庭貯藏茶葉最簡便、最經濟的方法之一。用塑膠袋包裝茶葉，能否起到有效的保存作用，關鍵在於：一要茶葉本身乾燥，二要選擇好包裝材料。

❁ 4. 冷藏法

用冰箱冷藏茶葉，可以收到令人滿意的效果。但有兩點是必須注意的：一是要防止冰箱中的魚腥味污染茶葉；二是茶葉必須是乾燥的。

## 三、藏茶禁忌：

❁ 1. 忌茶葉含水量較多。

❁ 2. 嚴禁茶葉與異味接觸。

❁ 3. 防止擠壓茶葉。

## 四、各種茶的功效

由於茶的種類有很多，各種茶的性能、功效各有不同，在飲茶時要瞭解各種茶（以及可當茶沖飲的各種花）的不同功效，切勿盲目品飲。

❁ 1. 烏龍茶：減肥美容，降低膽固醇。

❁ 2. 綠茶：皮膚美白，改善貧血，防癌，減少藥物副作用。

❁ 3. 紅茶：消脂。

❁ 4. 菊花茶：降火，利尿。

❁ 5. 玫瑰花茶：美化皮膚，舒緩神經。

（玫瑰花：滋潤養顏，護膚美容，活血，保護肝臟，消除疲勞，有促進血液循環的功能，可治慢性胃炎及肝炎。適宜女性、小孩飲用。）

❁ 6. 桂香茶：滋陰補腎，調理機能，調節內分泌，保肝養胃，排毒養顏。

❁ 7. 薰衣草茶：去疤美容，舒緩神經，適宜女性，小孩飲用。

❁ 8. 薑母茶：祛風發汗，開脾胃。

❁ 9. 決明子茶：明目，清血，味淡。

❁ 10. 魚腥草茶：利尿。

❁ 11. 楊桃茶：退火，止咳，化痰。

☸ 12. 葡萄乾茶：強精，補血，補腦。

☸ 13. 枸杞茶：退肝火，養腎氣，明目。

☸ 14. 綠豆茶：退火，潤燥，解毒，利尿。

☸ 15. 黑豆茶：解腎毒火，提神，化痰，止咳。

☸ 16. 大麥茶：祛濕止癢。

☸ 17. 蓮心茶：降肝火。

☸ 18. 印度紅茶：降血壓。

☸ 19. 雲南沱茶：減肥美容，降低膽固醇。

☸ 20. 蜂蜜茶：滋養，潤燥，解毒，止痛。

☸ 21. 茉莉花茶：改善昏睡及焦慮症狀，對慢性胃病、經期失調也有功效。

☸ 22. 雪麗花：清肝降火、理氣健胃、解熱排毒、強腎壯骨。

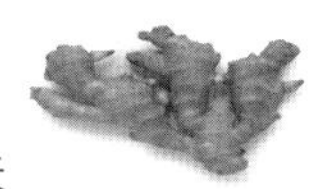



❁ 23. 藏紅花：養血補血、生津益氣、排毒養顏、理氣健胃，特別是治療婦科疾病有明顯療效。

❁ 24. 燈籠花：對腎虧、腎虛引起的腰腿痠痛、四肢痙攣、腎重不舉有良好療效。

❁ 25. 辛夷花：排毒養顏、消暑止渴、降壓減肥。

❁ 26. 野菊花：性寒，味甘苦，抗病毒，去風濕，止頭痛，明目。

❁ 27. 金蓮花：清熱解毒、養肝明目、提神健胃，對治療口腔炎、咽炎、扁桃體炎均有明顯療效。

❁ 28. 百合花：富含蛋白質、澱粉、糖、磷、鐵以及多種微量元素。有安心、定神、益智、潤肺止咳的功效。

❁ 29. 紫羅蘭：淡紫色的紫羅蘭，具有解除頭痛，消除焦慮的作用，尤其對呼吸道疾病有療效。

❁ 30. 矢車菊：可幫助消化，舒緩風濕疼痛，有助於治療胃痛、支氣管炎。

❁ 31. 柑橙花：富含維生素 C，可治失眠，降低焦慮和神經衰弱。

❁ 32. 金銀花：清熱涼血、解毒散痛、治療面部痤瘡。

❁ 33. 薰衣草：有抗菌功能，可預防感冒、咳嗽，可舒緩壓力、解除焦慮、祛風、排氣。

❁ 34. 人參花：安神醒腦、清熱解毒、潤肺清火。

❁ 35. 桂花茶：具有止咳化痰、養生潤肺之功效，可解除口乾舌燥、脹氣、腸胃不適。

❁ 36. 薄荷葉：有增強體力、鎮靜的作用，幫助消化，適合混在各種花草茶裡。可預防口臭健胃助消化，祛風邪，治頭痛。

❁ 37. 絞股藍：清熱解毒，能降血脂、降膽固醇。

❁ 38. 芙蓉花：滋潤養顏，護膚美容，富含維生素 C。

❁ 39. 檸檬草：健胃、利尿、滋潤肌膚。

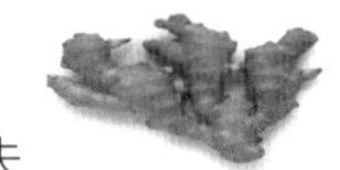

❁ 40. 金盞花：消炎、殺菌、促進血液循環，緩解疼痛，在重感冒時飲用可利尿、退燒。

❁ 41. 甘菊：明目、退肝火，治療失眠，降低血壓，可增強記憶力、降低膽固醇。

❁ 42. 銀杏葉：清熱解毒、能降血脂、降膽固醇。

❁ 43. 菩提花：防止皮膚老化、消除色斑、對於流行性感冒、神經衰弱、失眠具有療效。

❁ 44. 迷迭香：有祛痰、抗感染、殺菌之功效，可增強活力、提神。

## 五、茶的生活妙用

❁ 1. 煮牛肉時除了放入各種調味品，還可以再加一小袋茶葉，同牛肉一起燒，牛肉熟得快，味道清香。

❁ 2. 吃辣椒後，若口辣難忍，可先用清水漱一下口，再咀嚼一點茶葉，口中辣味即可消除。

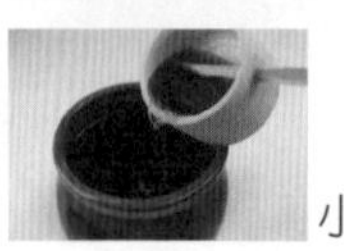



❁ 3. 將廢茶葉用來煮茶葉蛋，味道清香可口。

❁ 4. 吃了生蔥、大蒜以後，弄一些殘茶葉在口中嚼一段時間，能消除蔥、蒜的異味。

❁ 5. 將肉放入濃度約為 5% 的茶水中浸泡片刻後再冷藏，肉的保鮮效果好，不易腐爛變質。

❁ 6. 飲茶戒菸：須借助吸菸來提神的人，不妨以茶代替菸，以烏龍茶的戒菸效果最好。

❁ 7. 看電視時，飲上一杯茶可以有效地抵禦電視機發出的有害射線。茶水還可抑制胃癌誘發物——亞硝酸鹽在體內的形成。

❁ 8. 器皿中有魚腥味，用廢茶葉放在其中煮數分鐘，便可除去腥味。

❁ 9. 鍋上有腥味，可先用泡過的茶葉擦洗，再用清水沖淨，即可除掉腥味。

❁ 10. 取少量茶葉放在暖水瓶中，再灌進滾開的水，蓋好瓶塞，20 分鐘後可飲用。

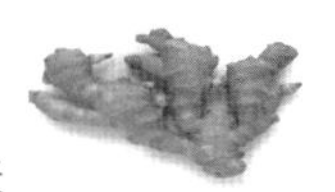



瓶裡的水垢在茶鹼的作用下也會逐漸脫落，連泡幾次，即可除淨。

❁ 11. 將鮮雞蛋埋入乾淨的乾茶渣中，放置於陰涼乾燥處，雞蛋可保存 2 ～ 3 個月不會變質。

❁ 12. 把曬乾的廢茶葉，裝在尼龍襪子內，然後塞進有臭味的鞋子內。

茶葉能吸收鞋內水分，去除臭味。成人的鞋子所需茶葉量為一杯左右。

❁ 13. 將 50 克花茶裝入紗布中放入冰箱，可除去異味。

一個月後，將茶葉取出放在陽光下曬乾，再裝入紗布袋放入冰箱，可反覆用多次，除異味效果較好。

❁ 14. 炊具沾了油污，用泡剩的茶渣在炊具上擦幾遍，即可將油污洗去。

如無新鮮的濕茶渣，將乾茶渣用開水浸泡後亦可擦去油垢。

❁ 15. 塗有油漆的門窗、傢俱等若沾有塵埃，可用冷茶擦洗，會顯得特別明亮。

❁ 16. 用茶渣擦洗鏡子、玻璃及皮鞋上的污垢，去汙效

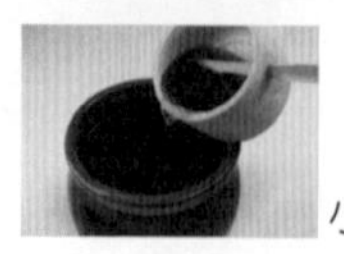



果好。

❁ 17. 深色衣服上的油漬，用殘茶搓洗能去除。

❁ 18. 新買的木質傢俱，往往有刺鼻的油漆味，用茶水擦洗幾遍，其異味會消退，比清潔劑效果好。

❁ 19. 新衣服或新布料，通常都有一般刺鼻難聞的味道，這是染料所造成的，若不去除，穿在身上令人十分難受。

抓取一把茶葉點燃，利用燃燒產生的煙可將味道除去。

❁ 20. 顏色鮮豔的衣服褪色後，如果用茶水來漂洗，可恢復它們原來的色澤。

❁ 21. 將一小把茶葉泡成茶水後用來洗絨衣，同樣能夠去掉污垢，而且保持顏色鮮亮。

❁ 22. 將泡過的茶葉晾乾後聚集起來，用袋裝好，是很好的枕芯，睡起來柔軟清香，又能去火排毒。

❁ 23. 廢茶葉放在廁所或空氣不好的地方燃燒，可以消除臭味。

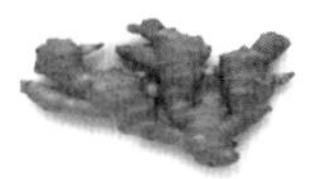
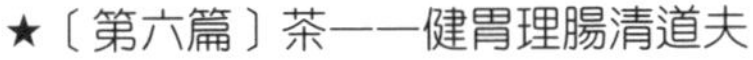


❁ 24. 將沖泡過的茶葉曬乾，在夏季的黃昏，用火點燃可以驅蚊蟲，不僅對人體無害，而且會有清香撲鼻。

❁ 25. 把茶渣倒在花盆裡，能保持土質的水分，又可作為花卉的肥料。

## 六、茶的治病方

❁ 1. 茶療九方

（1）柿茶：茶葉 3 克、柿餅 3 個、冰糖 5 克。將柿餅加冰糖煮爛後沖茶服用，可理氣化痰、益脾健胃，適宜肺結核患者飲用。

（2）薑茶：茶葉 5 克、生薑 10 片共煎，飯後飲用，有發汗解表、溫肺止咳的功效，用於治療流感、傷寒、咳嗽等症。

（3）糖茶：茶葉 2 克、紅糖 10 克。開水沖泡 5 分鐘後飲服，每日飯後一杯，能和胃暖脾、補中益氣。對大便不通、小腹冷痛以及婦女痛經等症具有療效。

（4）醋茶：茶葉 3 克、陳醋 2CC，開水沖泡茶葉，5 分鐘後加醋飲服，可和胃止痢、散瘀、緩解蛔蟲引起的腹痛。

（5）鹽茶：青茶3克、食鹽1克，開水沖泡服用，有清熱除燥、生津解渴、興奮神經、消除疲勞等功效

（6）蜜茶：茶葉3克，用開水沖泡，待茶水涼後摻蜂蜜3CC，攪勻，每隔半小時服一次，有止渴養血、潤肺益腎之功效，適用於咽乾口渴、乾咳無痰者，也可治療咽炎、便祕、脾胃不和等症。

（7）麥冬茶：茶葉5克、麥冬10克，開水沖泡飲用，有消熱解毒、生津止渴之功效。

（8）菊花茶：茶葉2克、乾菊花2克，開水沖泡，飯後飲用，有降熱解毒、清肝明目、鎮咳止痛和降脂抗衰老的功效。

（9）冷水茶：茶葉10克，用200CC冷開水浸泡，每次服用50～150CC，每日三次。茶葉含促進胰島素合成的物質，能去除血液中過多的糖分，故冷水茶可治糖尿病。

### ❁ 2. 消脂茶三方

在中醫看來，冬春交替時可自備些中藥，用中藥來化解肥胖和其他不適症狀。

一個春節下來，不少人能吃能睡，會增肥不少。消除肥胖的最佳中藥是山楂、何首烏，其次還有陳皮、茯苓等，這些中藥具有消食化積、降血壓、降血脂以及降低膽固醇等功

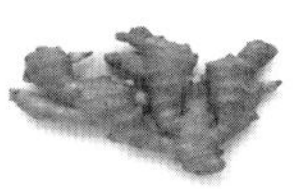
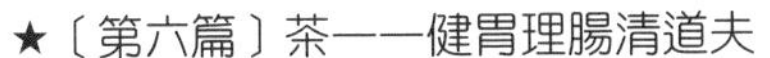


效。

上班族久坐會出現虛胖現象。中醫師們建議，可服用消脂的中藥茶，或者用肉桂、枸杞、山藥等中藥來配合清淡的食物來進行調理。

（1）山楂首烏茶

材料：山楂 15 克、何首烏 15 克。

做法：將山楂、何首烏分別洗淨、切碎，一同入鍋，加水適量，浸泡 2 小時，再煎煮 1 小時，然後去渣取湯當茶飲用。

（2）橘皮茶

材料：橘皮、橙皮若干，茶葉 5 克。

做法：把橘皮、橙皮切好，加茶葉同泡飲用。

（3）薑醋紅糖茶

材料：生薑片 10 克，醋 5 克、茶葉 5 克，紅糖 5 克。

做法：生薑片用醋（最好是米醋）浸泡一夜，再與茶葉用沸水沖泡，飲時加紅糖，此茶對食滯胃寒的人特別合適，紅糖也可用蜜糖代替。

### ❁ 3. 治腹瀉茶方

夏秋季節人們常因過量食用生冷食物，誤食不潔食物或

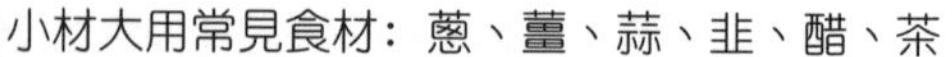


起居不慎，使胃腸受涼而引起腹瀉。

腹瀉不僅會使消化功能減退，還會丟失大量水分和營養物質。用中醫藥治療夏秋季腹瀉有較好的效果，其中的藥茶療法，是一種製作簡便，服用方便，療效可靠的家庭自療法。

（1）暑濕瀉

症見發病較急，瀉下黃水狀便，腹部絞痛，噁心嘔吐。

藥茶方：藿香 10 克，佩蘭 10 克，白蔻仁 5 克。三味藥共搗成粗末，放入保溫杯中，加沸水沖泡，10 分鐘後即可飲用，邊飲邊加開水，每天一劑。

（2）傷食瀉

症見腹痛即瀉，瀉後痛減，反覆痛瀉，大便黏稠或糞水汙雜，穢臭難聞。

藥茶方：麥芽 30 克，雞內金 10 克，米 30 克，茶葉 5 克。以上藥共放鍋內，用小火焙黃，略搗碎後，放入保溫杯中，用沸水泡 20 分鐘後即可當茶飲用，邊飲邊加開水，每天一劑。

（3）脾虛瀉

症見大便時稀溏，時而水瀉，每食生冷、油膩或不易消化的食物則腹瀉加重，體倦乏力。

藥茶方：白朮 20 克，山藥 20 克，茯苓 15 克，烏梅 10 克，紅糖。以上藥共放鍋中，加水適量，煎沸 30 分鐘後去藥渣，

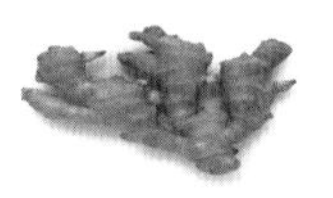



加入紅糖，倒入保溫杯中當茶飲用，每天一劑。

### ☸ 4. 治便祕茶方

（1）桑椹冰糖飲

桑椹 40 克，冰糖 20 克，用沸水沖泡飲用。主治腸道津液不足、大便乾燥、便祕。

（2）丹參佛手冰糖飲

紫丹參 30 克，廣佛手 10 克，冰糖 10 克，用沸水沖泡飲用。主治高血壓、冠心病、女性情志鬱結等導致的便祕。

### ☸ 5. 治眼疾茶方

（1）菊花龍井茶

【配方】菊花 10 克，龍井茶 3 克。

【用法】以上藥用沸水沖泡 5 ～ 10 分鐘即可。每日一劑，經常飲用。

【功效】疏風、清熱，明目。適用於肝火旺所引起的赤眼病，畏光等症（包括急性結膜炎）。

（2）蓮花茶

【配方】黃連、天花粉、菊花、川芎、薄荷葉、連翹各 30 克、黃檗 180 克，茶葉 360 克。

【用法】以上藥共製成粗末，調勻，用紙袋包裝，每袋

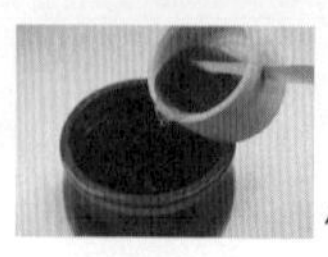


6克。每日3次，每次取6袋，以沸水泡10分鐘，飲用。

【功效】清熱瀉火，祛風明目。適用於兩眼赤痛，緊澀畏光，赤眩貫睛等。

（3）芽茶飲

【配方】芽茶、白芷、附子各3克，細辛、防風、羌活、荊芥、川芎各1.5克，鹽少許。

【用法】將以上各藥加鹽少許，清水煎服。

【功效】治目中赤脈。

（4）神清茶

【配方】茶葉適量。

【用法】食後清茶送下。

【功效】治角膜痛。

❁ 6. 燙傷燒傷茶方

（1）燙傷濃茶劑

【配方】茶葉適量。

【用法】茶葉加水煮成濃汁，快速冷卻。將燙傷肢體浸於茶汁中，或將濃茶汁塗於燙傷部位。

【功效】消腫止痛，防止感染。

（2）楊梅鮮根茶油方

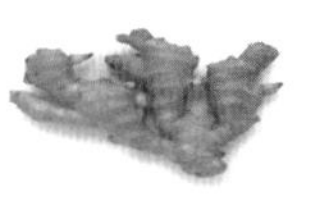



【配方】楊梅鮮根適量，茶油適量。

【用法】將楊梅鮮根炒至焦黑，存性，研細末，加茶油調勻，塗患處，每日數次，連續數日，以癒為度。

【功效】治燙傷、燒傷。

(3) 燙傷茶

【配方】泡過的茶葉。

【用法】將泡過的茶葉，用罈子盛放於地上，用磚蓋好，越陳越好，用於燙傷，塗之即癒。

【功效】治燙傷。

(4) 桃樹皮茶油方

【配方】桃樹皮、茶油適量。

【用法】桃樹皮燒炭存性，研末，調茶油敷患處。

【功效】治燙傷、燒傷。

### ❁ 7. 治感冒茶方

(1) 石膏茶

【配方】石膏 6 克，紫筍茶末 3 克。

【用法】將石膏搗為末，加水煎渣，以藥汁泡紫筍茶末服用。

【功效】治流感。有清熱瀉火的功效。

（2）五神茶

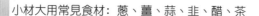

【配方】荊芥、蘇葉、生薑各 10 克，紅糖 30 克，茶葉 6 克。

【用法】先以小火煎煮荊芥、蘇葉、生薑、茶葉，15 ～ 20 分鐘後，加入紅糖待溶化即成。每日兩次，可隨意飲用。

【功效】發散風寒，祛風止痛。適用於風寒感冒，畏寒，身痛，無汗等症。

### ❁ 8. 百日咳茶方

（1）百日咳茶

【配方】貫葉棗乾品 30 克，綠茶 5 克，冰糖適量。

【用法】貫葉棗炒後，加冰糖、綠茶用水煎汁，隨意飲用，日服一劑。

【功效】清肺化痰，解痙止渴，適用於小兒百日咳。

（2）花生茶

【配方】花生米、西瓜籽各 5 克、紅花 1.5 克，冰糖 30 克，茶葉適量。

【用法】西瓜籽搗碎，連同花生米、紅花、冰糖、茶葉加水煮半小時，隨時飲用，花生米一併食之。每日一劑。

【功效】宣肺活血，化痰鎮咳，適用於百日咳。

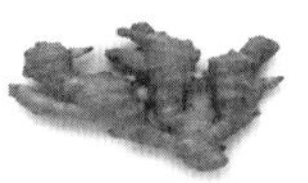



（3）萊菔子茶

【配方】萊菔子 15 克，綠茶 2 克，白糖適量。

【用法】萊菔子焙乾研粉，與茶葉一起用開水沖飲，可加入適量白糖。

【功效】下氣定喘，消食化痰，適用於百日咳，慢性支氣管炎。

（4）黃豆芽茶

【配方】黃豆芽 90 克，車前草 30 克，陳茶葉 1.5 克。

【用法】以上藥用冷水煮沸，加冰糖 60 克，再煮沸，使冰糖溶化。1 歲左右每次服 6 ～ 12 克，一日三次；1 ～ 5 歲每次服 15 克；6 ～ 10 歲，每次 18 克。

【功效】治小兒百日咳。

（5）羅漢果茶

【配方】綠茶 1 克，羅漢果 20 克。

【用法】羅漢果加水 300CC，煮沸 5 分鐘後加入綠茶即可，分 3 ～ 5 次飲用，每日一劑。

【功效】止咳化痰，適用於百日咳、風熱咳嗽。

## 七、茶的養生方

### ❁ 1. 枸杞茶

【原料】：枸杞 10 克、花茶 3 克、冰糖 10 克。

【用法】：用 250CC 開水沖泡後飲用，沖飲至味淡。

【功能】：滋腎潤肺，補肝明目。

【主治】：肝腎陽虧，腰膝酸軟、頭暈目眩、虛勞咳嗽、消渴多淚、遺精。

### ❁ 2. 生地茶

【原料】：生地 10 克、綠茶 3 克。

【用法】：用生地的煎煮液 300CC 泡茶飲用，沖飲至味淡。

【功能】：滋陰養血，降血糖，升血壓，利尿，抗菌，保肝。

【主治】：陰虛發熱、盜汗、口煩渴；月經不調，胎動不安；陰枯便祕；風濕性關節炎；傳染性肝炎；濕疹、蕁麻疹、神經性皮炎等皮膚病。

### ❁ 3. 龍眼茶

【原料】：龍眼肉 3 克、綠茶 3 克、冰糖 10 克。

【用法】:用龍眼肉的煎煮液 300CC 泡茶，加冰糖飲用。

【功能】：滋腎補心，安神。

【主治】：陰血不足、心悸、失眠、多夢。

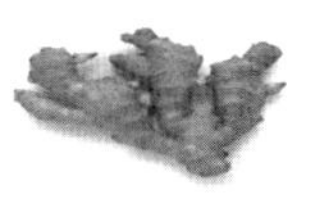



❁ 4. 白芍茶

【原料】：白芍 10 克、綠茶 3 克。

【用法】：用 300CC 開水沖泡後飲用，沖飲至味淡。

【功能】：養血護肝，緩中止痛，斂陰收汗；抗菌。

【主治】：胸脅疼痛；陰虛發熱；月經不調；瀉痢腹痛。

❁ 5. 龍膽茶

【原料】：龍膽草 2 克、綠茶 3 克、冰糖 10 克。

【用法】：用 250CC 開水沖泡後飲用，沖飲至味淡。

【功能】：補肝養血，清熱祛濕。

【主治】：急性肝炎；轉胺酶偏高。

❁ 6. 五味子茶

【原料】：五味子 5 克、綠茶 3 克。

【用法】：用五味子的煎煮液 250CC 泡茶飲用，沖飲至味淡。

【功能】：斂肺滋腎，生津，收汗澀精。

【主治】：肺虛喘咳、口乾、自汗、盜汗；夢遺滑精；無黃疸型傳染性肝炎；急性腸道感染；神經衰弱。

❁ 7. 地麥茶

【原料】：生地 5 克、麥冬 3 克、天冬 3 克、綠茶 3 克。

【用法】：用 250CC 開水沖泡後飲用，沖飲至味淡。

【功能】：清熱生津。

【主治】：熱病後傷津，心煩口渴。

❁ 8. 地蒼茶

【原料】：生地 5 克、蒼朮 3 克、綠茶 3 克。

【用法】：用前兩味藥的煎煮液 300CC 泡茶飲用，沖飲至味淡。

【功能】：燥濕養陰，斂脾精。

【主治】：慢性腎炎、腎病，腎陰虛而濕邪阻滯不化，出現陰虛的症狀，腰膝酸軟、口渴咽乾、盜汗、潮熱、苔黃厚膩、水腫；慢性濕疹。

❁ 9. 蒲公英茶

【原料】：蒲公英 3 克、生地 5 克、綠茶 3 克。

【用法】：用前兩味藥的煎煮液 300CC 泡茶飲用，沖飲至味淡。

【功能】：涼血解毒，散結除痹。

【主治】：風濕性關節炎，關節腫痛；癰瘡腫毒。

❁ 10. 豆卷茶

【原料】：豆卷 3 克、生地 5 克、綠茶 3 克。

【用法】：用前兩味藥的煎煮液 300CC 泡茶飲用，沖飲至味淡。

【功能】：通達宣利，養陰解表。

【用途】：濕熱入營血而致的全身熱、發紅疹、煩躁不安；乳癰初起；胃熱煩渴。

❁ 11. 當歸茶

【原料】：當歸 10 克、紅茶 3 克。

【用法】：用當歸的煎煮液 300CC 泡茶飲用，沖飲至味淡。

【功能】：補血和血，調經止痛，潤燥滑腸。

【主治】：月經不調、閉經、痛經；血虛頭暈目眩、心悸、疲倦；冠心病、心絞痛；血栓閉塞性脈管炎；跌打損傷；高血壓病、慢性盆腔炎。

❁ 12. 歸芪棗茶

【原料】：當歸 5 克、黃芪 5 克、大棗 3 枚、花茶 3 克。

【用法】：用前三味藥的煎煮液 350CC 泡茶飲用，沖飲至味淡。

【功能】：養血補氣。

【主治】：氣血虛弱，疲乏，咽乾；月經不調、經量少；產後氣血虧損；久病不癒，氣血枯竭；免疫功能低下；貧血；氣虛低熱。

❁ 13. 歸芍茶

【原料】：當歸 5 克、白芍 3 克、花茶 3 克。

【用法】：用前兩味藥的煎煮液300CC泡茶飲用，沖飲至味淡。

【功能】：養血平肝。

【主治】：肝硬化、血虛有瘀；痛經；濕熱瘀阻之痢疾。

❁ 14. 歸蘇茶

【原料】：當歸5克、蘇子3克、花茶3克。

【用法】：用前兩味藥的煎煮液300CC泡茶飲用，沖飲至味淡。

【功能】：和血，降氣，化痰。

【主治】：老年咳喘；慢性支氣管炎。

❁ 15. 歸羌茶

【原料】：當歸5克、羌活3克、花茶3克。

【用法】：用前兩味藥的煎煮液300CC泡茶飲用，沖飲至味淡。

【功能】：通血脈，散寒滯。

【主治】：冠心病，因風寒誘發而加劇的心胸悶痛、上肢痠痛。

❁ 16. 歸楝茶

【原料】：當歸5克、川楝子2克、花茶3克。

【用法】：用前兩味藥的煎煮液300CC泡茶飲用，沖

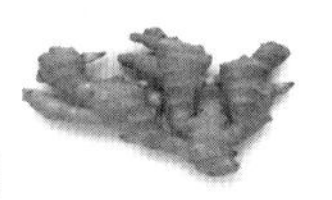



飲至味淡。

【功能】：疏肝活血，調氣止痛。

【主治】：氣滯、血瘀、腹痛、筋脈拘攣；慢性腸炎。

❁ 17. 歸柏茶

【原料】：當歸 5 克、柏子仁 3 克、花茶 3 克。

【用法】：用前兩味藥的煎煮液 300CC 泡茶飲用，沖飲至味淡。

【功能】：養血潤燥。

【主治】：老年便祕；血虛引起的閉經。

❁ 18. 歸芷茶

【原料】：當歸 5 克、白芷 3 克、綠茶 3 克。

【用法】：用前兩味藥的煎煮液 300CC 泡茶飲用，沖飲至味淡。

【功能】：活血養血，化濕解毒。

【主治】：氣血虛寒之潰瘍病、瘡瘍腫毒。

❁ 19. 何首烏茶

【原料】：何首烏 5 克、紅茶 3 克。

【用法】:用200CC水煎煮何首烏至水沸後5～10分鐘，沖泡紅茶飲用，沖飲至味淡。

【功能】：補肝益腎，養血祛風；降血脂，抗菌。

【主治】：肝腎陰虧，髮鬚早白、頭暈、遺精、腰膝酸軟；慢性肝炎；癰腫；瘰鬁；痔瘡。

## ❁ 20. 何風茶

【原料】：何首烏 5 克、防風 3 克、薄荷 3 克、綠茶 3 克。

【用法】：用前兩味藥的煎煮液 300CC 泡薄荷、綠茶飲用，沖飲至味淡。

【功能】：補血，祛風，除濕，解毒。

【主治】：全身瘡腫癢痛。

## ❁ 21. 首烏芍茶

【原料】：何首烏 5 克、白芍 3 克、綠茶 3 克。

【用法】：用前兩味藥的煎煮液 300CC 泡茶飲用，沖飲至味淡。

【功能】：益肝腎，養心血。

【主治】：肝腎不足，心血虧損，虛燥不眠、心悸不寧、頭暈耳鳴；高血壓、腦動脈硬化屬肝腎陰虛者。

## ❁ 22. 芍薑茶

【原料】：白芍 5 克、生薑 3 克、紅茶 3 克。

【用法】：用前兩味藥的煎煮液 300CC 泡茶飲用，沖飲至味淡。

【功能】：溫經止痛。

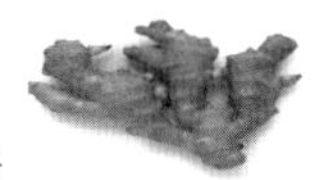



【主治】：痛經；寒性胃腹疼痛。

❁ 23. 白芍烏梅茶

【原料】：白芍 5 克、烏梅 2 顆、木瓜 3 克、綠茶 3 克。

【用法】：用 250CC 開水沖泡後飲用，沖飲至味淡。

【功能】：斂肝養胃。

【主治】：胃陰不足，無食慾、口渴、舌紅少苔；萎縮性胃炎；慢性腹瀉；妊娠嘔吐日久傷津；甲亢。

❁ 24. 芍薇茶

【原料】：白芍 5 克、白薇 3 克、綠茶 3 克。

【用法】：用 250CC 開水沖泡後飲用，沖飲至味淡。

【功能】：養陰血，清肝熱。

【主治】：高血壓；陰虛血熱之血尿、崩漏、經期發熱、蛋白尿。

❁ 25. 白芍鉤藤茶

【原料】：白芍 5 克、鉤藤 3 克、綠茶 3 克。

【用法】：用 250CC 開水沖泡後飲用，沖飲至味淡。

【功能】：護肝清熱，平肝熄風。

【主治】：肝陽偏亢之眩暈、高血壓、目赤。

❁ 26. 生津茶

【原料】：五味子5克、人參3克、麥冬3克、花茶3克、冰糖10克。

【用法】：用300CC開水沖泡後飲用，沖飲至味淡。

【主治】：肢體倦怠、氣短懶言、口乾煩渴、汗出不止。

## ❁ 27. 五味沙斛茶

【原料】：五味子5克、沙參3克、石斛3克、綠茶3克、冰糖10克。

【用法】：用300CC開水沖泡後飲用，沖飲至味淡。

【功能】：養胃益津。

【主治】：久痢傷津或熱病後傷津。

## ❁ 28. 山茱萸茶

【原料】：山茱萸5克、花茶3克。

【用法】：用200CC開水沖泡後飲用，沖飲至味淡。

【功能】：補肝腎，澀精氣，固虛脫；抗菌。

【主治】：腰膝痠痛；眩暈；耳鳴；陽痿；遺精；遺尿。

## ❁ 29. 天門冬茶

【原料】：天門冬10克、綠茶3克。

【用法】：用300CC開水沖泡後飲用，可加冰糖。

【功能】：滋陰潤燥，清肺降火；抗菌。

【主治】：陰虛發熱；咳嗽吐血；咽喉腫痛；消渴；便

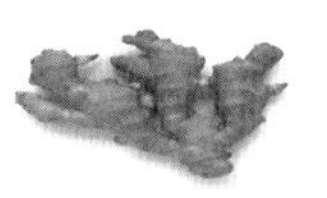



祕；乳房腫瘤。

❁ 30. 三才茶

【原料】:天門冬5克、人參3克、生地3克、花茶3克。

【用法】：用前三味藥的煎煮液350CC泡茶飲用，可加冰糖。

【功能】：養陰益氣，潤肺止咳。

【主治】：肺氣虛陰咳嗽。

❁ 31. 天貝茶

【原料】：天門冬5克、川貝母3克、茯苓3克、阿膠3克、杏仁3克、綠茶3克。

【用法】：用前五味藥的煎煮液400CC泡綠茶飲用。

【功能】：清肺祛痰。

【主治】：肺熱咳嗽；吐血；肺癌；乳腺癌。

❁ 32. 天冬板藍茶

【原料】：天門冬5克、板藍根3克、綠茶3克。

【用法】：用250CC開水沖泡後飲用。

【功能】：清熱養陰，解毒。

【主治】:發熱、煩躁;咽喉腫痛;扁桃體炎;口舌生瘡。

❁ 33. 麥冬茶

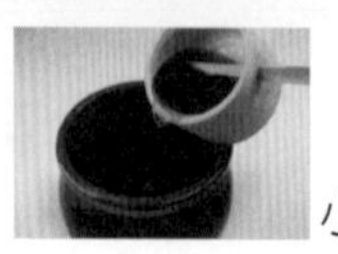



【原料】：麥冬 5 克、綠茶 3 克。

【用法】：用 200CC 開水沖泡後飲用，可加冰糖。

【功能】：養陰潤肺，清心除燥，益胃生津；抗菌，降血糖。

【主治】：肺燥乾咳；虛勞煩熱；熱病傷津，咽乾口燥、便祕。

### ❁ 34. 麥地茶

【原料】：麥冬 5 克、生地 3 克、綠茶 3 克。

【用法】：用 250CC 開水沖泡或用前兩味藥的煎煮液泡茶飲用。

【功能】：養陰清熱。

【主治】：熱病煩渴、鼻出血；咽喉不利。

### ❁ 35. 麥冬地骨茶

【原料】：麥冬 5 克、地骨皮 3 克、綠茶 3 克。

【用法】：用 250CC 開水沖泡後飲用，可加冰糖。

【功能】：養肺陰，清虛熱。

【主治】：四肢煩熱，不能食，口乾渴。

### ❁ 36. 麥冬夏茶

【原料】：麥冬 5 克、半夏 3 克、人參 3 克、米 3 克、甘草 3 克、綠茶 5 克。

【用法】：用前五味藥的煎煮液350CC泡茶飲用，沖飲至味淡。

【功能】：養陰益氣，利咽喉。

【主治】：火逆上氣，咽喉不利、乾咳。

## ☸ 37. 沙參茶

【原料】：沙參10克、綠茶3克。

【用法】：用300CC開水沖泡後飲用，可加冰糖。

【功能】：養陰清肺，祛痰止咳；強心，抗真菌，降血壓。

【主治】：肺熱燥咳；虛勞久咳；陰傷咽乾喉痛。

## ☸ 38. 沙麥茶

【原料】：沙參5克、麥冬3克、玉竹3克、冬桑葉2克、甘草3克、綠茶3克。

【用法】：用前四味藥的煎煮液400CC，泡甘草、綠茶飲用，沖飲至味淡。

【功能】：清肺潤燥。

【主治】：發熱咳嗽、口乾渴。

## ☸ 39. 玉竹茶

【原料】：玉竹10克、綠茶3克。

【用法】：用300CC開水沖泡後飲用，可加冰糖。

【功能】：養陰潤燥，除煩止渴。

【主治】：熱病傷陰，咳嗽煩渴、虛勞發熱、小便頻數，咽喉不利。

## ❁ 40. 益胃茶

【原料】：玉竹 5 克、沙參 3 克、麥冬 3 克、生地 3 克、綠茶 3 克、冰糖 10 克。

【用法】：用 300CC 開水沖泡後飲用，沖飲至味淡。

【功能】：益胃生津。

【主治】：熱病發汗後，復其陰，以滋養耗傷之胃津；咽喉不利。

## ❁ 41. 玉竹薄荷茶

【原料】：玉竹 5 克、薄荷 3 克、菊花 3 克、綠茶 3 克。

【用法】：用 300CC 開水沖泡後飲用，可加冰糖。

【功能】：養陰，疏表，明目。

【主治】：外感熱病後目赤痛、眼昏花。

## ❁ 42. 石斛茶

【原料】：石斛 5 克、綠茶 3 克。

【用法】：用 200CC 開水沖泡後飲用，可加冰糖。

【功能】：益胃生津，清熱養陰。

【主治】：熱病傷津，口乾煩渴；病後虛熱。

### ☸ 43. 石斛瓜蔞茶

【原料】：石斛 5 克、瓜蔞 3 克、綠茶 3 克。

【用法】：用 250CC 開水沖泡後飲用，可加冰糖。

【功能】：生津潤肺，宣肺止咳。

【主治】：肺燥咳嗽；慢性支氣管炎。

### ☸ 44. 天花粉茶

【原料】：天花粉 10 克、綠茶 3 克。

【用法】：用 300CC 開水沖泡後飲用，可加冰糖。

【功能】：生津止渴，降火潤燥，排膿消腫。

【主治】：熱病口渴；肺燥咯血；黃疸；癰疽腫毒。

### ☸ 45. 玄參茶

【原料】：玄參 10 克、綠茶 3 克。

【用法】：用 300CC 開水沖泡後飲用，可加冰糖。

【功能】：滋陰降火，除燥，解毒。

【主治】：熱病煩渴、便祕；自汗、盜汗；咽喉腫痛；皮膚炎症。

### ☸ 46. 玄青茶

【原料】：玄參 5 克、大青葉 3 克、綠茶 3 克。

【用法】：用 300CC 開水沖泡後飲用，可加冰糖。

【功能】：清熱涼血，養陰解毒。

【主治】：乳蛾腫痛；感冒發熱；腮腺炎。

❁ 47. 蘆根茶

【原料】：蘆根 10 克、綠茶 3 克。

【用法】：用 300CC 開水沖泡後飲用，可加冰糖。

【功能】：清熱生津，除燥止嘔。

【主治】：熱病煩渴；胃熱，嘔吐泛酸。

❁ 48. 蘆麥茶

【原料】：蘆根 5 克、麥冬 3 克、綠茶 3 克。

【用法】：用 250CC 開水沖泡後飲用，可加冰糖。

【功能】：養陰清熱。

【主治】：霍亂、口渴、小便黃；膀胱癌；咽喉不利。

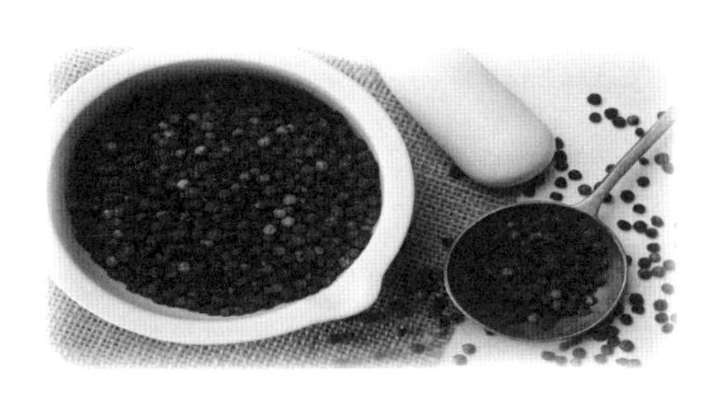

## 附錄一

### 花椒

花椒果皮含有揮發油，油的主要成分為檸檬烯、香葉醇。花椒是中國特有的香料，位列調料「十三香」之首。

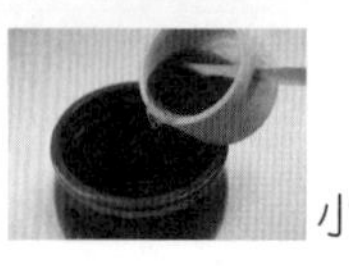

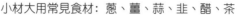

## 一、花椒的基本介紹

花椒為芸香科灌木或小喬木植物青椒的乾燥成熟果皮，一般在立秋前後成熟。產於四川、陝西、河南、河北、山西、雲南等省，四川所產的品質較好，河北、山西產量較高。

花椒是中國特有的香料，位列調料「十三香」之首。紅燒、滷味、拌小菜、四川泡菜、雞鴨魚羊牛等菜餚均可用到它。花椒可粗磨成粉和鹽拌勻為椒鹽，供蘸取食用，也可榨油，出油率在 25% 以上。花椒油有濃厚的香味，是一種很好一、花椒的基本介紹

為芸香科灌木或小喬木植物青椒的乾燥成熟果皮，一般在立秋前後成熟。產於四川、陝西、河南、河北、山西、雲南等省，四川所產的品質較好，河北、山西產量較高。

花椒是中國特有的香料，位列調料「十三香」溢出。

在烹調上既能單獨使用，如花椒麵；也能與其他原料配製成調味品，用途較廣，效果很好，如五香粉、花椒鹽、蔥椒鹽等。

## 二、花椒的營養價值

花椒果皮含有揮發油，油的主要成分為檸檬烯、香葉醇。此外，花椒中還含有植物甾醇及不飽和有機酸等多種化合物。

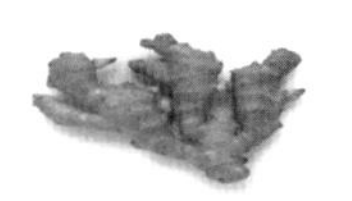



## 三、花椒的選購

選購花椒的時候：

一看，花椒以籽兒小、殼淺、紫色的為好；

二聞，好花椒如果沒加熱，香味難出；

三搓，搓後有香味的就是好花椒，且搓後手上留有重色或放在水中有顏色滲出的，則可能有色素；外殼潮濕、無油潤感的為次品。

## 四、花椒的存儲

花椒受潮後會生白膜、變味。保管時要放在乾燥的地方，注意防潮。

## 五、花椒的功效與作用

花椒味辛、性熱，歸脾、胃經；有芳香健胃，溫中散寒，除濕止痛，殺蟲解毒，止癢解腥之功效；主要治療嘔吐，風寒濕痹，齒痛等症。

### ❁ 1. 增加食慾

花椒氣味芳香，可除各種肉類的腥味，能促進唾液分泌，增加食慾。

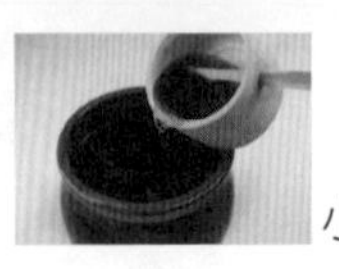



❁ 2. 降血壓

有研究發現，花椒能使血管擴張，可以產生降低血壓的作用。

❁ 3. 驅蟲

服食花椒水能驅除寄生蟲。

❁ 4. 糧食防蟲

存放的糧食被蟲蛀了，用布包上幾十粒花椒放入，蟲就會被驅走或死去。

❁ 5. 油脂防「怪味」

在油脂中放入適量的花椒末，就可防止油脂出現「怪味」。

❁ 6. 櫥櫃防蟻

在櫥櫃內放置數十粒鮮花椒，螞蟻就不敢進去了。

❁ 7. 食品防蠅

在食品旁邊和肉上放一些花椒，蒼蠅就不會在上面爬了。

❁ 8. 沸油防溢

油炸食物時，如果油溫到了沸點，就會從鍋裡溢出，但如果放入幾粒花椒後，沸油就會立即消落。

❁ 9. 防牙痛

如果是冷熱食物引起的牙痛，用一粒花椒放在患痛的牙上，痛感就會慢慢消失。

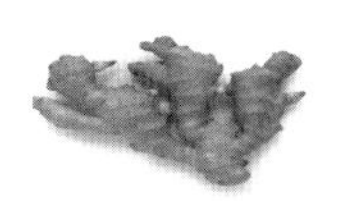



## 六、花椒的食用方法

❁ 1. 炒菜時，在鍋內熱油中放幾粒花椒，發黑後撈出，留油炒菜，菜香撲鼻。

❁ 2. 炸花椒油時，油溫不宜過高。

❁ 3. 把花椒、植物油、醬油燒熱，澆在涼拌菜上，清爽可口。

❁ 4. 醃製蘿蔔絲時放入花椒，味道絕佳。

## 七、花椒的治病方

❁ 1. 治牙痛：將花椒 6 克，陳醋 100CC 加水煎煮，再去掉花椒，喝入口中含漱，可治牙痛。

❁ 2. 腹痛：將花椒 3 克，乾薑 6 克，香附 12 克，加水煎服，每日兩次。

❁ 3. 治蛀牙：將川椒 9 克在 30CC 燒酒中浸泡 10 天，然後濾去渣，用棉球蘸藥酒，塞蛀孔內可止痛。

❁ 4. 治頑癬：將川椒（去籽）25 克，紫皮大蒜 100 克研成泥，揉搓患處，每日 1 ～ 2 次，效果較好。

❁ 5. 治婦女陰癢：將花椒、蛇床子各 50 克，藜蘆 25 克，陳茶一撮兒，炒過的鹽 100 克加水煎煮，微溫燻洗患處。

☸ 6. 治痢疾：將花椒 9 ～ 12 克，紅糖 15 ～ 20 克加水煎服，每日早晚各服一次。

☸ 7. 治受寒痛經：將花椒 9 ～ 12 克，生薑 18 ～ 24 克，大棗 10 ～ 20 枚加水 300CC 煎服，每日一劑，分早晚兩次溫服。

☸ 8. 治老年人病後腰痠腿軟：將花椒 50 克，小茴香 20 克混合後上鍋炒，再研成粉末，每日兩次，每次 3 克，用溫水服用。

☸ 9. 治蛔蟲性腸梗阻：用麻油 100 ～ 200 克，置於鍋中煎熬，投入花椒 15 ～ 20 克，呈微焦狀即撈出棄去，待花椒油微溫時一次服完。

☸ 10. 治膽道蛔蟲病：用小火微炒 30 克花椒，9 克烏梅，每日兩劑；或將花椒 9 ～ 12 克研成細粉末，雞蛋兩個，用植物油炒熟後服用，每日兩劑。

☸ 11. 治雞眼：取花椒 3 ～ 5 粒，大蒜 1 頭，蔥白 10 公分長，共搗爛如泥，塗於衛生紙上，敷於患處，膠布固定，

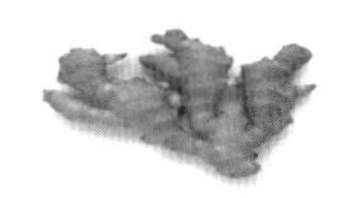



24 小時後取下，一般用藥 1 ～ 2 次即癒。

❁ 12. 治腳癬：將花椒 20 克，食鹽 50 克加水 2500CC 煮沸，然後以小火煎 15 分鐘，倒入洗腳盆薰蒸雙腳。至水溫稍降可再加一兩次溫，接著泡洗 25 分鐘左右，最後將腳用溫水洗淨。每晚睡前泡一次腳，3 日為一個療程，每一個療程更換一次花椒和鹽水，可止癢消炎。

❁ 13. 治神經性皮炎：取鮮花椒葉適量，放入冷水中煮沸，敷於患處，每次 30 分鐘左右，水涼可加溫後再洗，每日 2 ～ 3 次，至痊癒，再鞏固 1 ～ 2 天防復發。

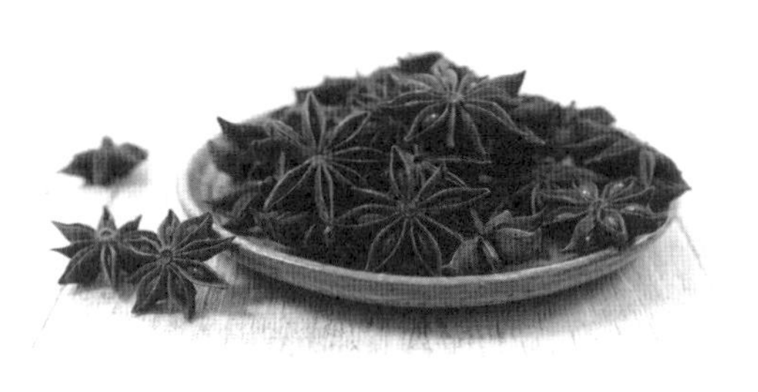

## 附錄二

### 八角

八角含揮發油、脂肪油、蛋白質等。油中含茴香醚、黃樟醚，茴香醛、茴香酮、水芹烯等。

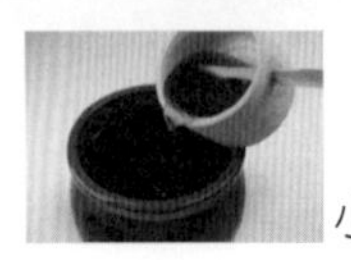



## 一、八角的基本介紹

八角，又稱茴香、八角茴香、大料和大茴香，是八角茴香科八角屬的一種植物的果實，其同名的乾燥果實是中國菜和東南亞地區烹飪的調味料之一。

八角能除肉中腥氣，使之重新添香，故又名茴香。八角是中國的特產，盛產於廣東、廣西等地。八角顏色紫褐，呈八角，形狀似星，有甜味和強烈的芳香氣味，香氣來自其中的揮發性茴香醛。

八角的植株是生長在濕潤、溫暖半陰環境中的常綠喬木，高可至20公尺。果實在秋冬季採摘，乾燥後呈紅棕色或黃棕色，氣味芳香而甜。除作為調味品外，八角還可供工業上作香水、牙膏、香皂、化妝品等物品的原料，也可用在醫藥上，做祛風劑和興奮劑。

## 二、八角的選購

購買八角要看外形、辨香氣。上等的八角果皮較厚，背面粗糙有皺縮紋，內表面兩側顏色較淺，平滑而有光澤。腹部裂開，內含種子一枚，種皮紅棕色。

聚合果多為八角形，很少為五角形或六角形。蓇葖飽滿平直，先端有鈍尖，種子呈棕色，有光澤。優質八角顆粒整齊完整，個大飽滿，棕紅色並有光澤，莢邊裂縫較大。質次的八角瘦小，碎粒多，香味差，呈黑褐色。

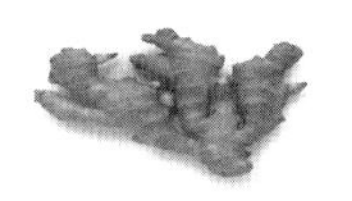



## 三、八角的功效與作用

### ☸ 1. 促進胃腸蠕動

八角的主要成分是茴香油，它能刺激胃腸神經血管，促進消化液分泌，增加胃腸蠕動，有健胃、行氣的功效，有助於緩解痙攣、減輕疼痛。

### ☸ 2. 增加白細胞

茴香烯能促進骨髓細胞成熟並進入血液，有明顯升高白細胞的作用，主要是升高中性粒細胞，可用於白細胞減少症。

## 四、八角的營養價值

八角含揮發油、脂肪油、蛋白質等。油中含茴香醚、黃樟醚，茴香醛、茴香酮、水芹烯等。還可以從八角中提取莽草酸，它是制取抗流感藥物達菲的主要原料。

莽草酸一般存在於高等植物或微生物，由於八角科植物的果實中含有較大量的莽草酸，在八角的甲醇提取物中能含有超過 10% 的莽草酸，所以，八角被稱為提取莽草酸的資源植物。

## 五、八角的食用方法

☸ 1. 八角在烹飪中應用廣泛，主要用於煮、炸、鹵、醬及燒等烹調加工中，常在製作牛肉、兔肉的菜餚中加入，可除腥膻等異味，增添芳香氣味，並可調劑口味，增進食慾。

❁ 2. 燉肉時，肉下鍋就放入八角，它的香味可充分水解溶入肉中，使肉味更加醇香。

❁ 3. 做上湯白菜時，可在白菜中加入鹽、八角同煮，最後放些香油，這樣做出的菜有濃郁的葷菜味。

❁ 4. 在醃雞蛋、鴨蛋、香椿、香菜時，放入八角則會別具風味。

八角性辛甘溫，入脾、腎經，有溫陽、散寒、理氣的功效。

## 六、八角的治病方

❁ 1. 治腰重刺脹：八角，炒，研成末，飯前用黃酒送服 10 克。

❁ 2. 治小腸氣墜：八角、小茴香各 15 克，乳香少許。水煎，服用後有汗排出。

❁ 3. 治腰痛如刺：八角（研末）每次服 10 克，飯前用

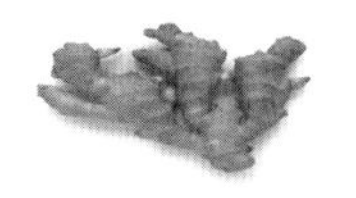



鹽水送服。外用則取糯米 500 克，炒熱，用袋盛裝，敷於痛處。

☸ 4. 治大便祕結，小便不利，腹脹如鼓，氣促：大麻子（炒，去殼）25 克，八角七個，共研成末，生蔥白七根，同大麻子、八角的研末煎湯，加入五苓散調勻服用。

☸ 5. 治風毒濕氣，行步無力，渾身發熱：八角（炒）、地龍（去土，炒）、川烏頭（炮製，去皮尖）、烏藥（研碎）、牽牛（炒）各 5 克。研杵勻細，酒煮糊製為丸，如梧桐子大。每次服十五丸，每日兩劑。

# 附錄三

## 香菜

現代研究發現，香菜之所以香，獲得香菜的美名，主要是因為它含有揮發油和揮發性香味物質。

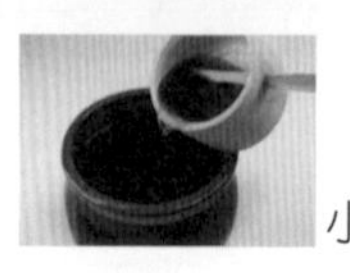
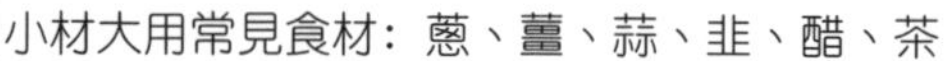


## 一、香菜的民間傳說

據民間傳說，商紂王昏庸，朝政荒蕪，崇信妖妃，殘害忠良。周文王順天意，主正義，集諸侯，討伐商紂。趙公明逆天意，助商紂，命喪疆場。趙公明的三個妹子雲霄、瓊霄、碧霄為兄報仇，與姜子牙對陣。兩軍激戰混亂中，楊戩放出了哮天犬，把碧霄的褲襠一口扯爛了。碧霄害怕露出羞處，臊得兩手捂住羞處蹲了下去。雲霄、瓊霄一下子趕了過來，撿起一塊條石，照準哮天犬的後腦勺打去，一下子把哮天犬打得腦漿四濺。碧霄褲襠被扯爛，恨死了哮天犬，把死犬拿來扒了皮，吃了狗肉。吃了肉，喝了湯，解了恨，嫌狗皮和狗爪噁心，就地挖了個小坑埋掉了。誰知哮天犬也是得道仙犬，它的毛長成一種香草，後人稱為香菜。

## 二、香菜的基本介紹

香菜，傘形科芫荽屬一年生或二年生草本，又名芫荽、胡荽。原產地中海沿岸，常以嫩葉作調料蔬菜食用。埃及於西元前 3 世紀～西元前 2 世紀曾以此為供品。漢代張騫出使西域時引入中國，現中國南北都有栽培。香菜根為白色，主根較粗大，側根不規則。根生葉長 5 ～ 40 公分不等，葉片一或三回，羽狀全裂，裂片呈卵形。莖生葉柄較短，葉片三至多回，羽狀分裂，裂片呈狹線形，全緣。複傘形花序頂生和腋生，花小、白色，雙懸果。

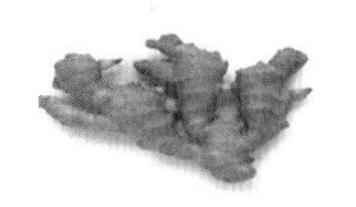
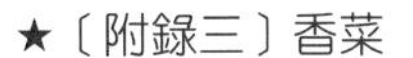


現代研究發現，香菜之所以香，獲得香菜的美名，主要是因為它含有揮發油和揮發性香味物質，是中國菜餚的調味品。傳統中醫認為，香菜性溫味甘，能健胃消食，發汗透疹，利尿通便，祛風解毒。種子含油量達20%～30%，可提煉芳香油。

## 三、香菜的選購

香菜以全株肥大，乾而未沾水，葉子鮮綠，帶根者為佳。

## 四、香菜的存儲

◆保鮮法

☸1. 將香菜洗淨，切成小段，放在塑膠袋裡，存放在冰箱的冷凍室中。用時取出不用解凍，味道不會變壞。

☸2. 用小碗接一碗水，把香菜根泡在其中，放入冰箱冷藏，每隔兩日換水一次，可較長時間保存香菜。

☸3. 將香菜裝入保鮮袋，同時放進一小塊蘿蔔（胡蘿蔔或白蘿蔔皆可），再將保鮮袋紮緊放入冰箱冷藏室中。

◆晾曬法

將帶根的整株香菜洗淨，在開水鍋裡放少許食鹽，再將香菜根部放進鍋中浸半分鐘左右，然後把香菜全部浸入水中焯燙10秒鐘，待香菜變綠即取出，晾涼後用細鐵絲掛在通風處陰乾，切忌曝曬。3～4天後待香菜乾透發脆，取下切

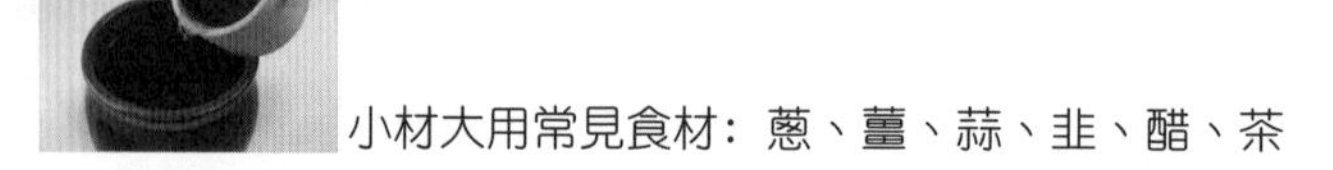


成小段儲存。食用時，用開水泡軟做配料或放入湯內，都能保持原有的香味。

## 五、香菜的功效與作用

香菜辛、溫，歸肺、脾經，具有發汗透疹，消食下氣，醒脾和中的功效。主治麻疹初期，透出不暢及食物積滯、胃口不開、脫肛等病症。

❁ 1. 和胃調中

❁ 香菜辛香，能促進胃腸蠕動，具有開胃醒脾的作用。

❁ 2. 治療感冒

❁ 身體結實、體質較好、偶爾感冒的人卻可以用它來治療感冒。

❁ 3. 祛除寒氣

❁ 香菜性溫，脾胃虛寒的人適度吃點香菜也可起到溫胃散寒、助消化、緩解胃痛的作用，可在煮粥時放入消食理氣的橘皮、溫胃散寒的生薑，在即將出鍋時撒入香菜末，做成香菜粥來喝。

❁ 4. 除腥膻、增味道

❁ 香菜中含有許多揮發油，其特殊的香氣就是揮發油散發出來的。它能去除肉類的腥膻味，因此在一些菜餚中加些香菜，能起到除腥膻、增味道的獨特功效。

❁ 5. 發汗清熱透疹

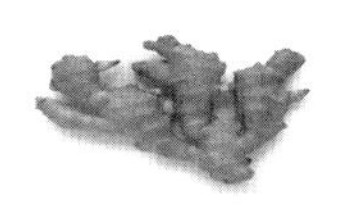
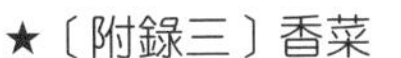


香菜提取液具有顯著的發汗清熱透疹的功能，其特殊香味能刺激汗腺分泌，促使機體發汗，透疹。

## 六、香菜的營養價值

❁ 1. 香菜營養豐富，水分含量很高，可達 90%；香菜內含維生素 C、胡蘿蔔素、維生素 B1、維生素 B2 等，同時還含有豐富的礦物質，如鈣、鐵、磷、鎂等。香菜內還含有蘋果酸鉀等。

❁ 2. 香菜嫩莖中含有甘露醇等揮發油。

❁ 3. 香菜中維生素 C 的含量比普通蔬菜高得多，一般人食用 7 ~ 10 克香菜葉就能滿足人體對維生素 C 的需求量。

❁ 4. 香菜中所含的胡蘿蔔素要比番茄、菜豆、黃瓜等高出 10 倍多。

## 七、香菜的食用方法

❁ 1. 香菜是重要的調料，爽口開胃，做湯時可以添加。

另外，香菜含有精油，味道辛烈，千萬不要單獨打成汁飲用，可與其他蔬菜水果混合打成汁飲用，但每次不要超過 30 克。

❁ 2. 腐爛、發黃的香菜不要食用。

因為這樣的香菜已經沒有了香氣，根本沒有上述作用，

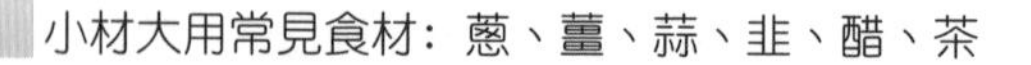


而且可能會產生毒素，引起神經器官不調的現象。

## 八、香菜的治病方

❁ 1. 胃脘冷痛

❁ 取香菜 50 克，生薑、紅糖各 10 克，加水共煎湯，每日一劑，分兩次服用。

❁ 2. 痢疾

❁ 香菜籽搗碎研細末，赤痢用紅糖水沖服，白痢用生薑汁沖服，空腹時服，每次服 10 克，每日服 2 ～ 3 次。

❁ 3. 眼瘡

❁ 眼瘡又稱寒瘡，因其瘡形如貓之眼，光彩閃爍無膿得名，相當於現代醫學的寒冷性紅斑。

❁ 取香菜 200 克，水煎燻洗，每日 2 ～ 3 次，每次燻洗半小時，10 天為一個療程。

❁ 4. 通乳

❁ 香菜 150 克、紅糖 50 克，水煎服，每日一劑，分三次服用，適用於產後乳汁不足。

❁ 5. 流行性感冒

❁ 香菜 50 克，切碎，黃豆 15 克，共放入鍋內，加水 800CC，煎煮約 10 分鐘，每次服 200CC，每日服兩次，對流感有防治作用。

❁ 6. 麻疹透發不暢

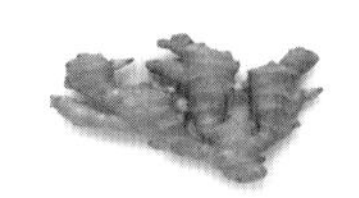



小兒麻疹初起，用鮮香菜煮湯，趁熱放在患兒鼻旁燻，或蘸湯擦顏面和頸部，能使麻疹快出並出透。

☸ 7. 新生兒硬腫症

☸ 香菜 50 克，加水煎煮，撈出香菜後待溫，用香菜塗擦患處，每日 4 ～ 6 次。

☸ 8. 小兒濕疹

☸ 將香菜葉擇洗乾淨，擠出汁抹在患處，可逐漸減輕小兒濕疹病情。

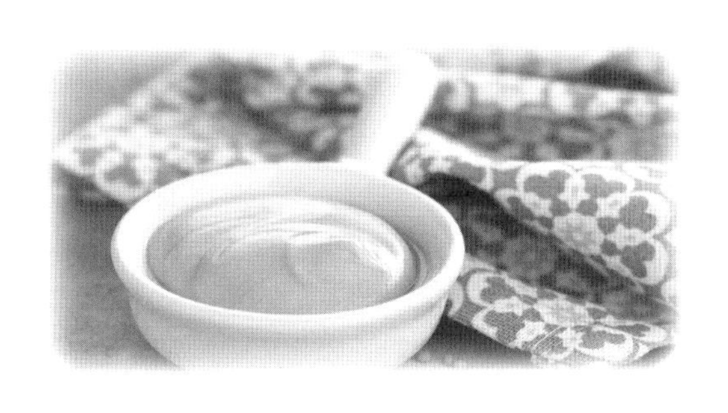

## 附錄四

### 芥末

芥末是香辛料作物，芥末分為兩種，綠芥末和黃芥末。黃芥末原產於中國，綠芥末源於日本。芥末有很強的解毒功能，可以起到殺菌和消滅消化系統寄生蟲的作用，能解魚蟹之毒。

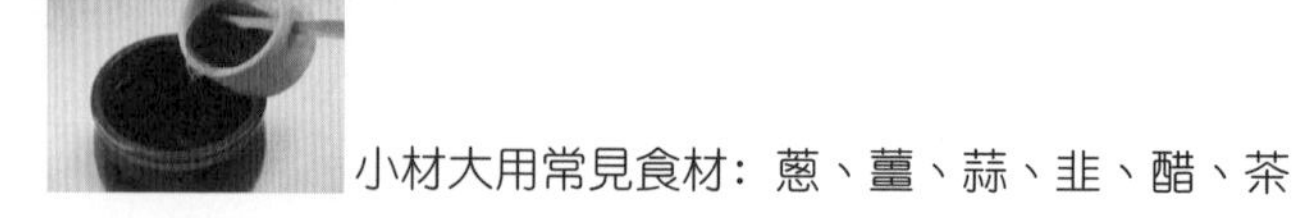


## 一、芥末的基本介紹

芥末是香辛料作物，芥末分為兩種，綠芥末和黃芥末。

黃芥末源於中國，是芥菜的種子研磨而成，呈黃色，微苦，是一種常見的辛辣調料，多用於涼拌菜。除調味外，民間還用黃芥末內服治療嘔吐、臍下絞痛；外敷治療關節炎等。

黃芥末原產於中國，歷史悠久，從周代起就已開始在宮廷食用，自古以來都被當作一種自然藥草。

綠芥末源於日本，由山葵根在鯊魚皮上磨出來的醬，呈綠色，其辛辣氣味強於黃芥末，且有一種獨特的香氣，多用於日本料理。

但因為能夠大量栽培山葵的地方並不多，且真正的山葵非常昂貴，在美國或中國幾乎所有壽司店和日本大部分壽司店，都用仿製山葵，只是染成綠色的歐洲辣根末，或是辣根末加上山葵末製成。

## 二、芥末的選購

芥末粉或芥末醬，以色正味濃、無雜質者為佳品，有雜質為次。

## 三、芥末的存儲

芥末不宜長期存放，當芥末有油脂滲出，味道變苦時就

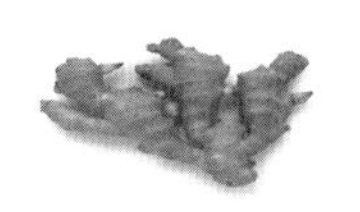


不宜繼續食用。

芥末醬和芥末膏應置於常溫下密封存儲，避光防潮，保質期 6 個月。

## 四、芥末的功效與作用

### ❁ 1. 解毒除臭

芥末有很強的解毒功能，可以起到殺菌和消滅消化系統寄生蟲的作用，能解魚蟹之毒，故生食鮭魚等海鮮食品經常會配上芥末。另外，芥末還具有除臭效果和預防因生活習慣而產生的疾病的效果。

### ❁ 2. 增強食慾

芥末嗆鼻的主要成分是異硫氰酸鹽，這種成分不但可以預防蛀牙，對預防癌症，防止血液凝塊，治療氣喘等也有一定效果，同時還具有發汗、利尿、解毒、清血等食療功效。

對增進食慾、促進血液循環也有不錯的效果。

### ❁ 3. 治療風濕

芥末可用來治療風濕性疾病，調節月經。

古代人們在洗澡時使用芥末治療痲疹；與麵粉調和成糊狀可用來治療咳嗽或支氣管炎。

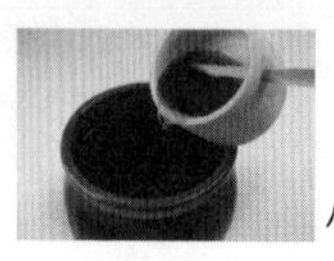



☸ 4. 減少血液黏稠度

芥末還有預防高血脂、高血壓、心臟病、減少血液黏稠度等功效。

☸ 5. 美容養生

芥末油有美容養顏的功效。在美體界，芥末油是很好的按摩油。芥末辣味強烈，具有較強的刺激作用，可以調節女性內分泌，增強性功能，還能刺激血管擴張，增強面部氣血運行，使女性臉色更紅潤。

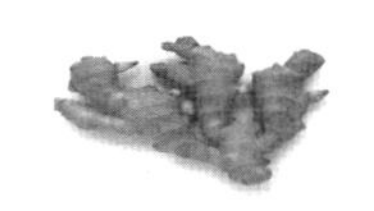

## *民間諺語

●管你傷風不傷風，三片生薑一根蔥。

●冬吃蘿蔔夏吃薑，小病小災一掃光。

●大蒜是個寶，常吃身體好。

●早晨吃點薑，百病都消亡。

●生薑湯，自暖肚。

●上床蘿蔔下床薑。

●鼻子不通，吃點蔥。

●家有二兩醋，不用去藥鋪。

●男的不吃醋，感情不豐富。

●女的不吃醋，家庭不和睦。

●小孩不吃醋，學習不進步。

●老人不吃醋，越活越糊塗。

●便祕用陳醋，勝過藥無數。

●吃好蔥薑蒜，病痛少一半。

(THE END)

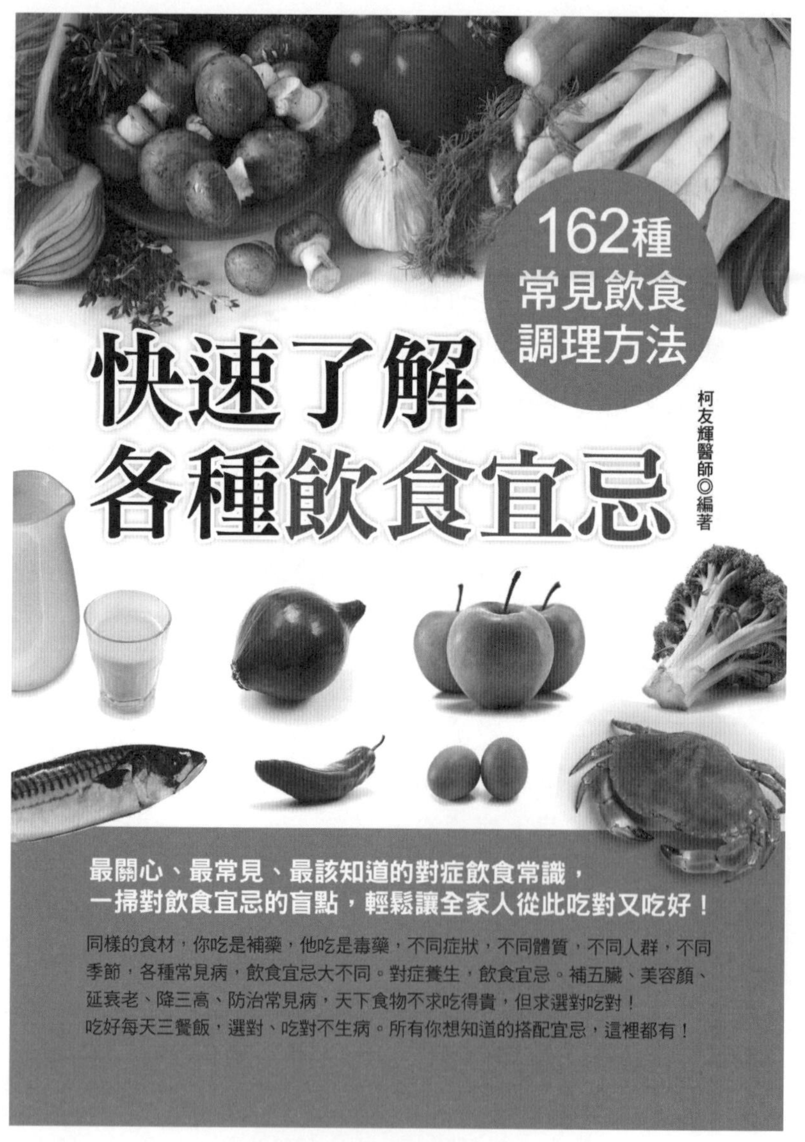
162種
常見飲食
調理方法
快速了解
各種飲食宜忌
柯友輝醫師◎編著
最關心、最常見、最該知道的對症飲食常識，
一掃對飲食宜忌的盲點，輕鬆讓全家人從此吃對又吃好！
同樣的食材，你吃是補藥，他吃是毒藥，不同症狀，不同體質，不同人群，不同季節，各種常見病，飲食宜忌大不同。對症養生，飲食宜忌。補五臟、美容顏、延衰老、降三高、防治常見病，天下食物不求吃得貴，但求選對吃對！
吃好每天三餐飯，選對、吃對不生病。所有你想知道的搭配宜忌，這裡都有！

C222 快速了解各種飲食宜忌　260 元

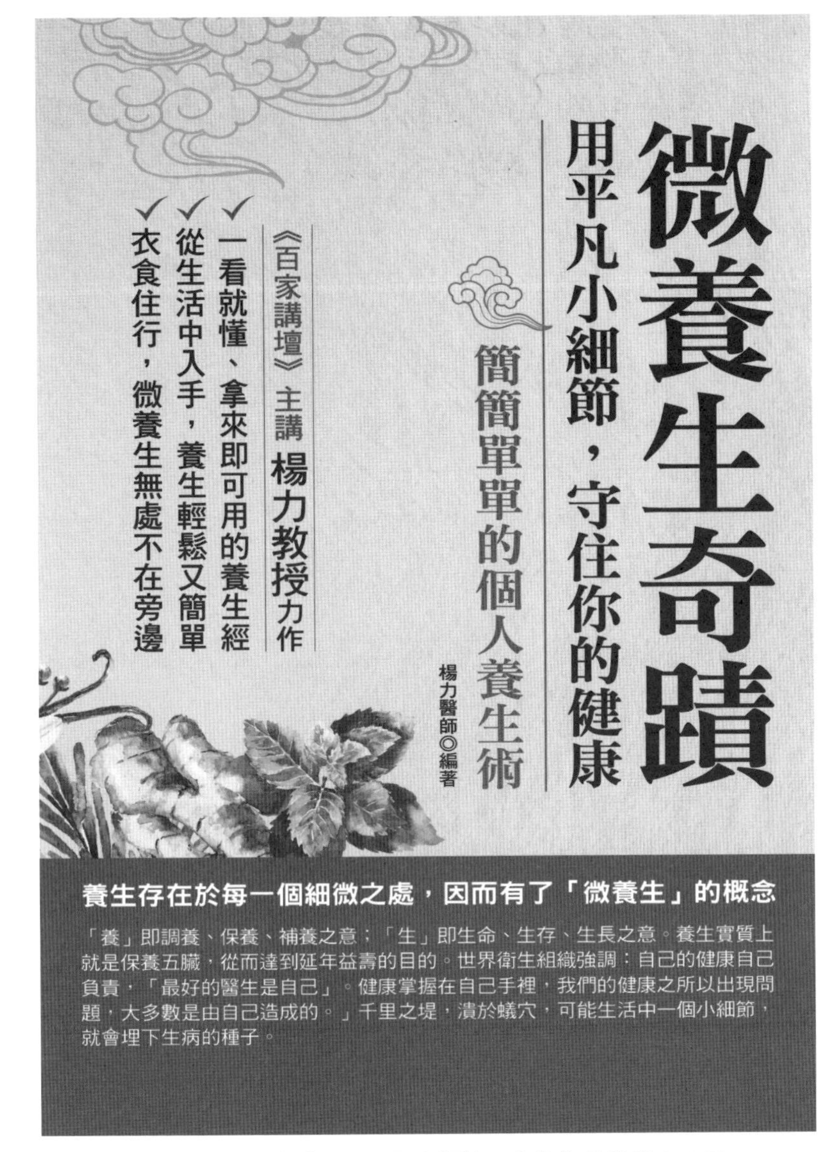
微養生奇蹟
用平凡小細節，守住你的健康
簡簡單單的個人養生術
楊力醫師◎編著
《百家講壇》主講 楊力教授力作
一看就懂、拿來即可用的養生經
從生活中入手，養生輕鬆又簡單
衣食住行，微養生無處不在旁邊
養生存在於每一個細微之處，因而有了「微養生」的概念
「養」即調養、保養、補養之意；「生」即生命、生存、生長之意。養生實質上就是保養五臟，從而達到延年益壽的目的。世界衛生組織強調：自己的健康自己負責，「最好的醫生是自己」。健康掌握在自己手裡，我們的健康之所以出現問題，大多數是由自己造成的。」千里之堤，潰於蟻穴，可能生活中一個小細節，就會埋下生病的種子。

C220 微養生奇蹟：用平凡小細節，守住你的健康 270 元

國家圖書館出版品預行編目(CIP)資料

小材大用常見食材 : 蔥、薑、蒜、韭、醋、茶 / 張躍庭編著. -- 初版. -- 臺北市 : 華志文化, 2020.02
面 ; 公分. --(醫學健康館 ; 25)
ISBN 978-986-98313-3-8(平裝)
1.食療 2.健康飲食

418.91　　108022547

華志文化事業有限公司
系列／醫學健康館25
書名／小材大用常見食材：蔥、薑、蒜、韭、醋、茶

編者　張躍庭醫師
執行編輯　簡煜哲
美術編輯　楊雅婷
封面設計　王志強
文字校對　陳欣欣
企劃執行　張淑勤
總編輯　黃志中
社長　楊凱翔
出版者　華志文化事業有限公司
電子信箱　huachihbook@yahoo.com.tw
地址　116 台北市文山區興隆路四段九十六巷三弄六號四樓
電話　0937075060

總經銷商　旭昇圖書有限公司
地址　235 新北市中和區中山路二段三五二號二樓
電話　02-22451480
傳真　02-22451479
郵政劃撥　戶名：旭昇圖書有限公司（帳號：12935041）

出版日期　西元二〇二〇年二月初版第一刷
書號　C225

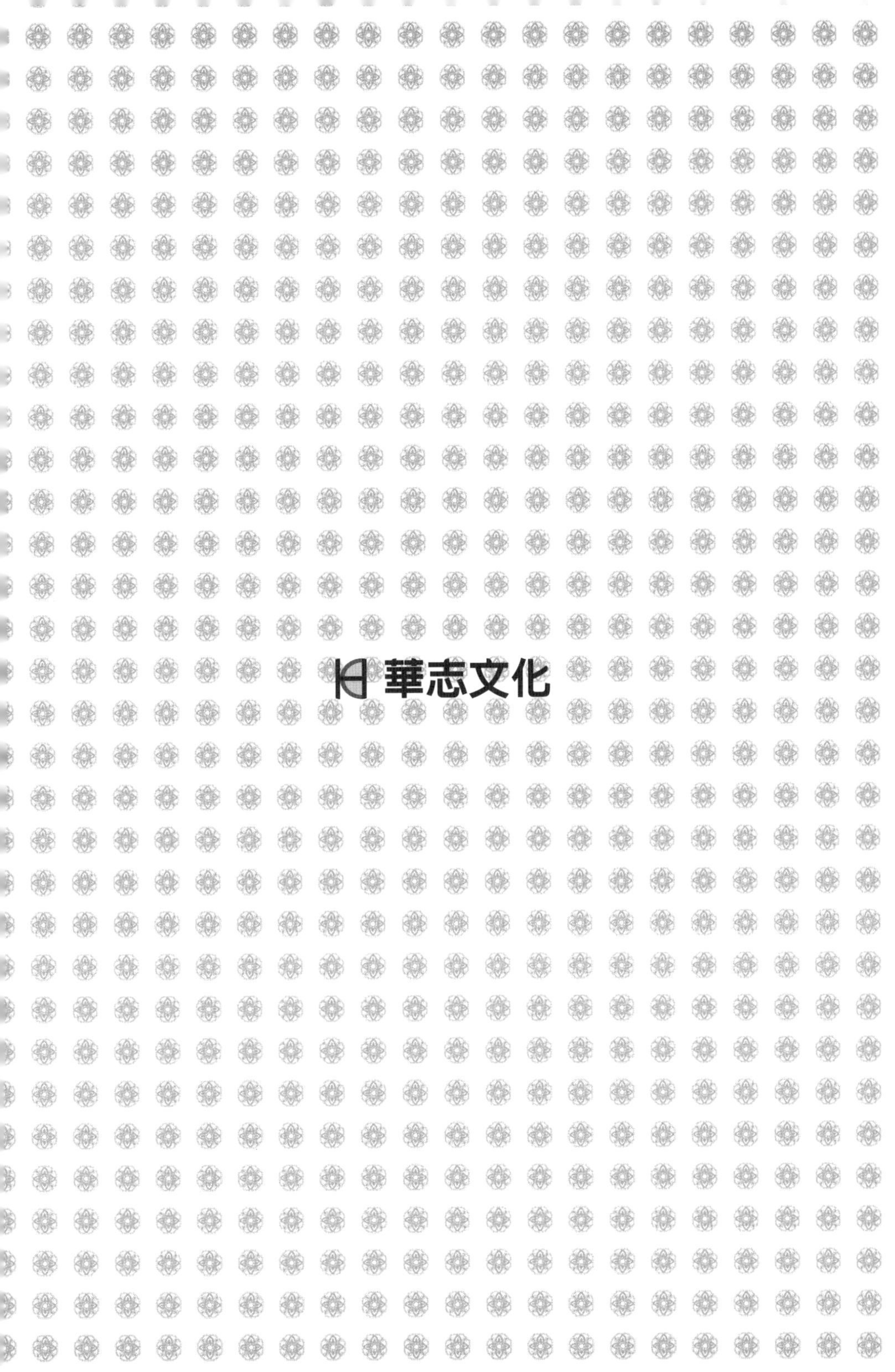

華志文化

華志文化